PETITE

COLLECTION VERTE

PETITE COLLECTION VERTE

Dr HARRIS

NOUVEAU

Guide Médical

DU

MARIAGE

ONZIÈME ÉDITION

Entièrement remaniée par le Dr X. ANDRÉ

PARIS

OFFICE DE LIBRAIRIE

7, rue de Condé, 7

1886

Dʳ HARRIS

NOUVEAU

Guide Médical

DU

MARIAGE

11ᵉ ÉDITION ENTIÈREMENT REMANIÉE

PARIS

OFFICE DE LIBRAIRIE

7, rue de Condé, 7

1886

CHAPITRE I.

L'AMOUR — LE MARIAGE.

Tous les êtres dans la nature éprouvent le besoin instinctif de se reproduire, en s'unissant à un être d'un sexe différent du leur. S'il n'en était pas ainsi la grande œuvre de la nature serait restée stérile, puisque les êtres auraient été condamnés à disparaître sans pouvoir perpétuer leurs espèces.

Si le besoin où l'instinct de la reproduction est inhérent à tous les êtres, il n'appartient qu'aux êtres les mieux doués de ressentir ce sentiment presque indéfinissable que l'on désigne sous le nom d'*amour*.

Tandis que nos tempéraments divers, nos dispositions diverses font suivre à chacun de nous une voie différente pour arriver au bonheur, réel ou imaginaire, l'*amour* domine toute la race humaine, toute la création animée : c'est la passion universelle, laquelle, bien réglée, donne la jouissance la plus élevée à laquelle un être mortel puisse prétendre, et atteint le but si important de la reproduction des espèces, chacune d'après sa nature propre.

Nombre de naturalistes ont même observé, que les individus d'un ordre élevé dans le règne végétal, que divers genres de plantes et de fleurs obéissent aux lois de la nature sous cette mystérieuse influence.

« Pendant la paix, a dit un immortel écrivain, l'Amour inspire la flûte du berger ; en guerre, il éperonne le coursier du soldat ; dans les palais, on voit l'Amour en brillant équipage ; aux champs, il danse sur le gazon ; l'Amour règne à la cour, aux champs, à la campagne ; il commande aux hommes ici-bas et aux saints là-haut ; car l'Amour est le Ciel, et le Ciel est l'Amour. »

Mais ce qui distingue surtout l'amour

humain de l'amour chez les animaux inférieurs, ce sont ces sentiments, ces sensations de l'âme qui accompagnent et ennoblissent chez l'homme l'impétuosité des sens.

C'est par le mariage, tel qu'il doit se contracter selon les grandes et sévères lois de la nature, que l'amour véritable, l'amour débarrassé des folles aberrations et des fausses couleurs sous lesquelles on nous le dépeint souvent, doit se concevoir.

En effet, le mariage n'est pas seulement un acte important de la vie, que sanctifie la religion et que forme la loi civile, il est l'union de deux êtres qui désormais ne doivent plus faire qu'un, et qui sont liés indissolublement dans la bonne comme dans la mauvaise fortune.

De toutes les institutions humaines, le mariage est assurément la plus ancienne. Epiez le sauvage au fond des vastes et impénétrables solitudes du nouveau monde, et vous verrez que le jeune Indien, dès qu'il a atteint l'âge nubile, songe immédiatement à se choisir une compagne qui devra le suivre dans ses courses aventureuses au milieu des immenses forêts et des verdoyantes savanes; et, formant pour lui une nouvelle famille, cette épouse sera désormais la reine de sa hutte. Etudiez les annales du vieux monde, et dans toutes les civilisations aujourd'hui disparues, vous retrouverez également l'institution du mariage, et vous reconnaîtrez l'influence qu'elle a exercé de tout temps sur les mœurs.

Il devait en être ainsi, car l'homme ne peut vivre sans famille, sous peine de tomber dans une espèce de vagabondage moral; et dans le mariage seul, malgré les soucis de chaque jour dans la grande lutte pour l'existence, il trouve non seulement les soins nécessaires à la conservation de sa santé, mais encore des consolations et des encouragements.

Curtis a raison lorsqu'il écrit : « Chez l'homme l'amour est consacré par la

sainte institution du mariage, qui réa-
lise le bonheur domestique, procrée et
élève des êtres immortels revêtus d'une
majesté native, à l'image du puissant
auteur de toutes choses. L'homme seul
respecte le contrat de la famille.

L'attachement instinctif de la brute
pour sa progéniture cesse du moment où
le petit a atteint sa complète croissance.
Chez l'homme, au contraire, les liens
de l'affection ne sont rompus que par la
mort. Et, nous pouvons l'affirmer en
toute sûreté, quand une famille est bien
unie, quand des sentiments de réelle affection existent entre le mari et la femme,
entre les parents et les enfants, entre
les frères et les sœurs, elle atteint alors,
autant que cela est possible sur terre, le
bonheur idéal qui est promis à ceux qui,
dans l'amour, dans la foi, dans le res-
pect dû aux choses saintes, ont obéi aux
nobles lois de leur nature. »

Dans nos sociétés modernes, l'institution du mariage est d'une importance
primordiale, sur elle repose l'ordre

social, et la liberté et la propriété,
n'auraient pas, sans elle, une véritable
utilité ni une véritable consécration.

Malheureusement, cette institution su-
blime est souvent faussée, et la félicité
que le mariage devrait procurer se change
souvent en une source d'amers regrets et
de cruelles afflictions. Malgré ces cas
trop fréquents, il serait puéril d'accuser
le mariage de tous ces maux : il en est
innocent. Les coupables, ce sont les
hommes qui faussent son caractère en
faisant intervenir des questions d'un
ordre sordide et mesquin, alors que le
sentiment le plus pur, le plus désinté-
ressé devrait commander en maître.

A notre époque, ne voyons-nous pas
chaque jour, dans nos grandes cités,
s'étaler impudemment des annonces
charlatanesques où l'on offre à la con-
voitise des coureurs de dots, telle jeune
fille, telle douairière, faisant un *bon parti*
ou bien encore tel homme d'un âge mur
qui « demande à s'unir à une jeune fille
honorable désireuse de se créer une po-

sition », et bien souvent, trop souvent hélas, des parents, qui se croient avisés, poussent leurs enfants dans la voie de ces mariages funestes.

Comment pourriez-vous espérer que de semblables unions soient heureuses ! Quoi, vous avez jeté dans la couche d'un vieux libertin édenté, une jeune fille, dont le cœur ne respire que l'amour, dont l'âme est avide de tendres émotions, dont la folle tête est pleine de gracieuses fantaisies qui voltigent dans son imagination comme de gais papillons sur des corbeilles de fleurs, et vous espéreriez qu'après avoir fait argent de ses charmes, elle trouverait le bonheur dans une pareille union. Une autre fois, vous avez uni à un séduisant cavalier une Phryné maquillée, retirée des affaires, dont les diamants ont été bruyamment disputés aux enchères publiques, et cette fois encore vous seriez surpris en apprenant que ce mariage a été flétri par un stigmate néfaste, puis vous jetteriez hypocritement l'anathème à l'institution au lieu de le réserver uniquement pour ceux qui en abusent.

Avant de pousser ces cris de réprobation, vous auriez dû comprendre que de tels mariages ressemblent beaucoup à une sorte de prostitution légale, car les sentiments, nous le répétons, ne se vendent pas.

De même qu'un jardinier, qui aurait greffé un jeune arbre fruitier avec la greffe d'un sauvageon, récolterait des fruits amers, de même vous ne pouvez espérer que les unions donneront des résultats heureux, aussi longtemps qu'elles seront basées, non pas sur des sentiments affectueux mais sur des intérêts sordides.

* *

En ce monde, il y a des hommes sourds à la voix de l'ambition, d'autres sont insouciants des richesses, d'autres insensibles aux plaisirs de la table, d'autres ne font cas ni de la chasse, ni d'études littéraires ou scientifiques, tandis que d'autres font de ces plaisirs le but de leur existence. Mais il est un appétit, une passion, un sentiment, peuimporte le nom qu'on lui donne, commun à tous ceux qui ne sont pas atteints d'un mal naturel ou *provenant de leurs fautes,* mal qui dégrade en eux la dignité humaine et leur fait perdre les privilèges qui sont le propre de l'humanité. Cette passion universelle, c'est l'amour. Il se manifeste de la manière la plus noble quand il prend la forme d'une affection chaleureuse et respectueuse à l'égard d'un être préféré que la pensée se plaît à revêtir de charmes et de perfections invisibles pour un œil indifférent. L'amour aspire à une sainte union avec cet être, union qui doit confondre physiquement et moralement deux vies en une seule, union qui sera suivie de la reproduction de ces deux vies dans de nouveaux corps et de nouvelles âmes, grâce à ce merveilleux procédé de reproduction vers lequel la nature nous pousse en l'associant à la plus vive de toutes les jouissances sensuelles, une jouissance si violente, que, n'était sa courte durée, la vie elle-même nous quitterait dans cette extase indescriptible.

Toutefois, dans ces ravissantes manifestations de l'amour, la satisfaction momentanée des sens est entièrement secondaire, et constitue un simple corollaire du bonheur plus calme, dû à l'attachement et à la concorde domestique, aux honneurs de la paternité, à la douce communion de deux âmes. C'est là l'*amour* vrai, l'amour qui remplit la jeunesse de nobles inspirations, qui adoucit les épreuves de l'âge mûr, qui sanctifie la vieillesse et lui laisse de tendres souvenirs. C'est l'amour qui produit des familles saines, de braves soldats, de patriotiques citoyens, des femmes chastes et aimantes, de bons et fidèles maris, des enfants respectueux ; enfin c'est cet amour qui conduit à une vie longue et heureuse, à une vieillesse respectable et respectée.

Mais il ne faudrait pas croire que cette forme plus pure, plus charmante de l'amour exclut l'amour physique, la jouis-

vance sensuelle. Une supposition semblable serait en contradiction flagrante avec
la nature ; ce serait vouloir dérober à la
vie une de ses suprêmes félicités. L'homme qui ressent un amour pur et légitime
comprendra bien mieux que le voluptueux
blasé avec quelle vérité le poète a décrit
le premier baiser sonore et énivrant
dans lequel deux cœurs fidèles et aimants
scellent leur union et amalgament leur
chair et leur âme « jusqu'à ce que la mort
les sépare ».

« Leurs joies sont vaines, comparées
aux miennes, quand celle qui enflamme
mon âme de bonheur consent sur l'autel
délicieux de l'amour, à sceller mon bonheur par un baiser ».

Homère, le prince des poètes, « qui a
consacré son œuvre immortelle à chanter
la beauté et les coupables amours d'Hé-
lène aux cheveux d'or et de Pâris, « ce
jeune homme prédestiné, qui, pour un
sourire, détruisit la grande, l'illustre ville
de Troie », montre clairement lui aussi,
que l'héroïque Hector et la chaste

Andromaque ressentaient bien mieux les ineffables jouissances de l'amour que ce beau et coupable couple qui le fit dégénérer en luxure, en débauche, en un perfide et adultère oubli des lois de l'hospitalité.

Nous venons d'esquisser les traits de l'amour, tel que l'a créé le grand Architecte de la nature pour le bonheur et la reproduction des créatures. Cet amour véritable ne se rencontre que dans le mariage, et c'est le seul amour qu'un grand écrivain a personnifié par ces quelques lignes charmantes :

« L'amour dans le mariage, est le plus grand bonheur qu'un cœur puisse connaître ; pas de jouissance, pas de félicité ici-bas qui soit plus vraie, plus douce que celle-ci. L'amour dans le mariage, n'a pas d'égal ici sur terre, et au ciel rien ne le surpasse ; c'est à cet amour que tout plaisir doit sa naissance ; c'est lui qui donne toutes les joies ».

CHAPITRE II.

DE L'AGE CONVENABLE POUR CONTRACTER MARIAGE

On a beaucoup écrit relativement à l'âge le plus convenable, chez les deux sexes, pour le mariage

Il n'a cependant pas été possible de fixer une règle immuable à ce sujet. Il devait en être ainsi, car avant de se prononcer, on doit tenir compte de la différence qui existe entre les tempéraments et les constitutions, ainsi que de l'influence des climats. Néanmoins, on peut dire d'une façon générale que, lorsque les organes de la génération ont acquis leur complet développement, rien ne s'oppose à ce que le mariage soit contracté. Cet âge coïncide avec l'apparition des spermatozoïdes dans le sperme de l'homme et de la menstruation chez la femme.

Dans les pays tempérés, les garçons, sont ordinairement nubiles à l'âge de 15

ans, les filles á l'âge de 14 ans. Ces chiffres subissent une modification notable
dans les pays tropicaux où les filles sont
réglées à 8 ans, tandis que la puberté
chez les garçons commence avec la dixiè-
me année.

Un fait démontre d'une manière tout à
fait tangible l'influence des climats sur la
nubilité. Par exemple si l'on transporte
des Indes, dans nos pays, une jeune
fille de 10 ans parfaitement réglée, la
menstruation cessera aussitôt, et ne repa-
raîtra qu'à l'époque où cette jeune fille
aura atteint sa quatorzième année.

D'après ces données scientifiques, il
serait téméraire de supposer que tout
sujet nubile est propre à contracter le
mariage. Evidemment, parmi les jeunes
gens, beaucoup n'ont pas encore la force
physique indispensable pour procréer
des êtres vigoureux, et la plupart du
temps le fruit des unions précoces, hâ-
tivement contractées, ne donne que des
enfants malingres et scrofuleux.

Les législateurs se sont constamment

préoccupés de cette vérité ; c'est pourquoi, ils ont fixé des âges différents, suivant le climat des pays.

A Sparte, Lycurgue avait fixé cet âge à 37 ans, et Solon le fixa à 35 ans ; à Rome il fallait avoir 40 ans pour se marier, tandis que l'âge des femmes était fixé à environ 12 ans. Ces dispositions législatives avaient pour but de procurer à la patrie des défenseurs vigoureux, comme nous l'avons déjà dit. Chez les Germains, les hommes étaient libres de se marier dès l'âge de 20, les femmes dès l'âge de 18 ans. En Orient rien n'était déterminé dans les lois à cet égard ; ce que l'on sait toutefois, c'est que Mahomet, âgé de 80 ans, épousa Cadéjà qui en avait 8. La loi française fixe l'âge de la puberté chez l'homme à 18 ans et à 15 ans chez la femme ; en Autriche, l'homme doit avoir 20 ans, la femme 16 ; les Prussiens ont conservé sur ce point la législation des anciens Germains.

Ainsi que nous l'avons observé quelques lignes plus haut, ce serait verser

dans une étrange erreur que de supposer, en s'en rapportant à ces chiffres,
que tout homme ou toute femme ayant
atteint l'âge fixé par la loi soient réellement aptes à contracter le mariage.

En premier lieu, l'homme, avant de
former une union dont l'influence se fera
sentir pendant toute son existence, doit
avoir acquis un certain esprit pratique des choses de la vie, son jugement
doit être mûri, en un mot, si l'on veut
bien nous passer cette expression, il doit
avoir mis du plomb dans ses idées. Ensuite, son corps ne possédant pas encore
une force physique suffisante, il doit
craindre d'engendrer des rejetons souffreteux, au lieu d'avoir des enfants robustes, capables de perpétuer la race. Cette
dernière observation s'applique également
à la femme.

Platon pensait que l'homme ne devait
pas se marier avant 25 ou 32 ans, et la
femme avant 20 ou 24 ans. Ce conseil
nous semble très judicieux, aussi ne sau-

rïons-nous trop engager les jeunes gens à le suivre.

En général, les mariages contractés dans un âge trop peu avancé ou dans un âge trop avancé, donnent des résultats détestables.

Rien ne s'oppose davantage à une bonne génération, dit Aristote, que la précocité des mariages; dans tout le règne animal les produits, au premier éveil de l'instinct sexuel sont constamment imparfaits. Le moyen d'avoir des races noires de chiens consiste à provoquer la précocité de la génération. Il en est de même dans l'espèce humaine; les mariages précoces ne donnent naissance qu'à une race petite et sans valeur.

Dès l'âge de quatorze ans, Louis XI cohabita avec sa jeune femme qui n'en avait que douze, et Marc attribue à cet abus des facultés génératrices l'absence de toute qualité morale et généreuse, et le caractère féroce de ce prince. (Seraine).

Avant de terminer ce chapitre, qu'il

nous soit cependant permis d'ajouter qu'il est préférable que l'homme soit plus âgé que sa femme d'une dizaine d'années. Plusieurs raisons militent en faveur de ce principe. En effet, à l'âge de la ménopause, c'est-à-dire lorsque la menstruation cesse de se produire, la femme devient, comme nous le verrons plus loin, forcément inféconde tandis que l'homme du même âge a conservé toute sa puissance procréatrice. C'est en ce moment que les âges entre les deux époux paraissent beaucoup plus disproportionnés qu'ils ne le sont réellement.

Certes, bien des maris se laissent entraîner à des écarts regrettables, qui seraient demeurés fidèles à la foi conjugale, si, au lieu de se trouver quotidiennement en tête-à-tête avec une épouse vieillie et acariâtre, ils avaient trouvé au foyer domestique une épouse encore jeune et en état de les rendre pères.

Il est indiscutable que les cas de fécondité dans un âge avancé, sont plus nombreux chez les individus du sexe masculin que chez ceux du sexe opposé. Si nous ajoutons foi à ce que rapporte Valère Maxime, Massinissa, roi de Numidie, engendra Methynnante à l'âge de 86 ans. Plus près de nous, Thomas Paar eut l'honneur d'être père à l'âge de 100 ans ; enfin Corvisart assurait à Napoléon 1er que l'on pouvait toujours *espérer* de devenir père à l'âge de 70 ans (c'est sans doute la seconde jeunesse dont parle M. Flourens) et que l'on est *certain* de le devenir à 80 ans.

CHAPITRE III.

Du célibat et des mariages consanguins.

« L'homme peut-il garder la continence à l'âge où les organes génitaux ont accompli leur entière évolution ? la continence absolue constitue-t-elle ordinairement une cause de maladie ? »

Cette question ainsi posée par un savant, le docteur Bourgeois, a été depuis longtemps l'objet de longues et nombreuses controverses.

Si l'on adopte les opinions de certains auteurs qui ont écrit sur ce sujet, le célibat a sa raison d'être ; tandis que pour d'autres écrivains également autorisés, il est inadmissible. Assurément, si nous interrogeons les lois de la nature, elles nous enseignent que les hommes sains, tels que le sont les habitants de la campagne, ne peuvent s'astreindre à une continence absolue sans courir le risque de porter une atteinte grave à leur santé. Il ne peut du reste en être autrement, car, comment expliquerait-on l'existence d'organes propres à la reproduction, dont on n'aurait pas à faire usage. Mais cette règle doit-elle s'appliquer aux hommes de constitutions délicates, tels que nous en coudoyons fréquemment dans nos grandes villes ? Nous ne le pensons pas.

Le docteur Mayer le dit avec raison : « L'homme arrivé à la maturité procréative est attiré vers la femme par un penchant irrésistible. Toutes ses aspirations semblent alors converger vers ce but, c'est une véritable crise de l'esprit et du corps, crise dont le mariage est la solution la plus naturelle et la plus morale en même temps qu'elle est la plus favorable à la société et à l'individu. Si la copulation n'est pas absolument indispensable à l'entretien de la santé, du moins elle exalte la vie et constitue un besoin réel pour l'homme et même pour la femme, qui n'acquiert souvent la plénitude de ses charmes qu'après le mariage. Nos connaissances en physiologie ne nous permettent pas de croire que chez l'homme la résorption de la semence et son retour dans le sang seraient des conditions favorables pour imprimer de la vigueur à ses muscles et de la lucidité à son intelligence. D'ailleurs c'est sous l'empire de cette idée qu'autrefois les athlètes, pour conserver leur force — et aujourd'hui encore beaucoup d'hommes d'étude — se condamnaient à la continence. »

»Il n'y a que l'abus, et non l'usage modéré et physiologiste du commerce des femmes, qui puisse porter une atteinte

fatale à l'énergie physique et intellec-
tuelle, l'accumulation dans les organes
sécréteurs des matériaux de la génération peut constituer parfois un véritable
danger : elle produit un état de sensibilité et de surexcitation extrême du système nerveux. » (Mayer.)

« Chez celui dont le tempérament est
ardent, dont l'esprit est involontairement
porté à caresser des idées lubriques, chez
lequel les rêves fréquents traduisent un
besoin impérieux, chez celui-là les pollutions nocturnes deviendront de plus
en plus nombreuses et seront, dès lors,
la cause d'un dépérissement rapide. »
(Lallemand.)

Des auteurs ont affirmé, en outre, que
le célibat amenait l'aliénation mentale.
Il peut y avoir du vrai dans cette assertion, si on l'applique à des hommes vigoureux, mais nous la repoussons lorsqu'il s'agit d'hommes moins robustes
adonnés aux travaux intellectuels. Voltaire a soutenu que les facultés mentales des individus qui observaient rigou-

reusement le célibat, se détérioraient et
qu'ils se suicidaient par dégoût de la vie.
L'immortel philosophe se chargea de
donner un démenti catégorique à son
assertion, puisqu'il mourut âgé de plus
de 80 ans, sans avoir donné, pendant sa
longue carrière, le moindre signe d'aliénation mentale et sans avoir manifesté le
désir d'abréger ses jours.

Plusieurs savants, par les statistiques
qu'ils ont établies, semblent démontrer
les dangers du célibat, bien entendu *de ce
célibat*, comme nous l'avons dit plus haut,
auquel se condamnent des individus sains
et robustes.

D'après Falret, sur 100 suicidés on
compte 67 célibataires. Brierre de Bois-
mont a démontré que sur 4,595 suicidés,
il y avait 2,080 célibataires et 560 veufs
contre 1,044 mariés. Sur 764 aliénés,
Georget a compté 492 célibataires. Sur
1,726 folles, le même auteur a trouvé
980 célibataires. En dépit de ces statistiques, nous persistons à soutenir que
chez l'homme d'un tempérament froid,

dont les idées sont concentrées sur des sujets sérieux, qui est absorbé par des études prolongées, le célibat est loin d'offrir des inconvénients. Enfin, il ne faut pas oublier que les organes qui ne fonctionnent pas s'atrophient à la longue. Ceci nous explique comment un grand nombre d'hommes peuvent ne point se départir d'une continence absolue sans ressentir aucune des incommodités qui, selon les auteurs cités, sont la conséquence de cet état.

D'un autre côté, et nous ne saurions trop insister sur ce point, — les individus prédisposés aux affections chroniques, telles que la goutte, ainsi que ceux menacés de la tuberculose, agissent prudemment, sinon en s'abstenant radicalement des plaisirs de l'amour, du moins en évitant de contracter des unions dont les fruits sont irrévocablement condamnés à disparaître dès les premières années de leur naissance ou, ce qui est peut-être pire, à mener ici-bas une existence précaire dont la mort seule peut les délivrer. Il est vrai que, dans les temps anciens, comme à notre époque, le célibataire n'a jamais joui d'une grande considération. A Rome, le témoignage d'un célibataire n'était pas admis; à Sparte, il était fouetté tous les ans par des femmes au pied de la statue de Junon. Vraisemblablement beaucoup de célibataires incorrigibles s'accommoderaient de ce genre de châtiment, de même que bien des jeunes gens seraient modérément satisfaits de la prime que Moïse accordait aux hommes mariés en les exonérant du service militaire.

Abondant dans le sens des idées des adversaires du célibat des hommes valides, nous nous résumerons en disant que nous verrions avec satisfaction l'établissement d'un impôt sur les célibataires capables de procréer de solides enfants, car ce célibat porte un sérieux préjudice à la prospérité publique et tend à amener une diminution de la population.

*
* *

Dans les premiers temps du christianisme, l'église défendait les mariages consanguins jusqu'au 7e degré. Cette prohibition diminua graduellement. Finalement le Code civil permit de contracter le mariage entre parents jusqu'au 7e degré; c'est-à-dire l'union des deux membres d'une même famille, comme l'oncle et la nièce, le cousin et la cousine.

Les limites de ce petit Guide ne nous permettant pas de nous étendre sur ce sujet comme nous le désirerions, nous nous bornerons à dire, que, d'une manière générale, les unions consanguines doivent être évitées. L'analogie que des auteurs ont essayé d'établir entre les accouplements consanguins de certains animaux et ceux qui ont lieu dans l'espèce humaine ne nous semblent pas de nature à appuyer ces théories.

La statistique suivante que nous empruntons au docteur Bemis, en dira plus en quelques lignes que les longues phrases que nous pourrions écrire sur ce point.

Le docteur Bemis a reconnu que dans les établissements hospitaliers des Etats-Unis, 10 p. c. des sourds-muets, 5 p. c. des aveugles et environ 15 p. c. des idiots placés dans ces hôpitaux, sont issus de mariages entre cousins germains au 1er degré. Sur 757 mariages entre cousins germains, 256 avaient produit des sourds-muets, des aveugles et des idiots. Sur 483 mariages entre cousins au 1er degré, 151 avaient engendré une progéniture souffreteuse; les autres étaient demeurés stériles.

Nous n'ignorons pas que d'autres statistiques semblent contredire ces relevés, plaidant ainsi la cause des mariages consanguins. Tout intéressantes, et tout dignes d'intérêt qu'elles paraissent être, ces statistiques ne modifieront en rien notre opinion personnelle. Nous persistons à soutenir que l'espèce humaine, telle qu'elle existe dans nos contrées, à moitié gangrenée par une civilisation corrompue, a besoin de se renouveler fréquemment. Ce renouvellement, conséquence d'une sélection intelligente, infuse une nouvelle vitalité à une espèce usée et flétrie. Les unions consanguines s'opposent à ce résultat, c'est pourquoi nous les combattons.

Nous concluerons en empruntant cette citation à l'ouvrage du docteur Curtis : « Si l'on cherchait, dit cet auteur, à rendre inévitables l'abâtardissement, l'affaiblissement et l'extinction définitive d'un nombre donné de familles, on ne pourrait suivre une voie plus sûre que celle des mariages consanguins. C'est à cette cause qu'on peut rapporter l'abjection et la dégradation des petites communautés isolées dans diverses parties du monde.

Les affections scrofuleuses, l'aliénation mentale, l'imbécilité qui ont caractérisé certaines aristocraties et plusieurs maisons royales, n'ont pas d'autre origine. L'expérience pratique des grands éleveurs de bétail leur enseigne la nécessité de grandement varier le sang de leurs produits, elle les instruit des inconvénients qu'il y a à multiplier la production entre individus de même famille, et leur démontre l'importance sanitaire du croisement des races. C'est à l'observation de cette loi, que l'Angleterre doit la supériorité de ses chevaux, de ses bêtes à cornes, de ses moutons et même de ses volailles Il n'y a rien de tel que de croiser les races, que de donner de l'air au sang. Ici encore l'observation des lois de la nature chez les êtres qui nous sont inférieurs dans l'échelle de la création, peut suggérer d'utiles réflexions. Nous le répétons, on ne saurait trop déconseiller les mariages fréquents entre proches parents. »

CHAPITRE IV.

LE LIBERTINAGE, L'ONANISME, LA PÉDÉRASTIE, LA TRIBADIE, L'ADULTÈRE.

Le libertinage est incontestablement un des fléaux les plus redoutables parmi ceux qui désolent notre société.

Par libertinage, selon l'expression du Dr Bourgeois, il faut entendre l'abus des organes de la génération dans leur fonction naturelle, ou la perversion de la fonction par un usage contre nature.

Il y a abus : 1° quand les rapports sexuels deviennent nuisibles à la santé ; 2° quand ils ont lieu en dehors du mariage ; 3° quand, dans l'union conjugale, ils tendent à éviter la propagation de l'espèce.

Il y a perversion lorsque l'homme trompe les vœux de la nature par des jouissances solitaires, comme dans la masturbation, ou par des actes dégradants et contre nature comme dans la pédérastie et la tribadie.

L'onanisme est, sans contredit, de tous les abus contre nature celui qui cause le plus de victimes. Il prend souvent, hélas! l'infortuné jeune homme à son berceau et ne l'abandonne que lorsque la tombe s'est ouverte pour le recevoir.

On désigne habituellement par le mot de masturbation tout acte contre nature exécuté à l'aide de la main, de la langue ou d'un instrument quelconque, afin de se procurer des jouissances solitaires.

Certains auteurs ont prétendu que les savants qui, à l'exemple de Tissot (1) d'Esquirol et de Lallemand, ont écrit sur cette perverse infirmité, s'étaient complus à exagérer les maux qu'elle engendre; et que le sombre tableau qu'ils en avaient tracé était plutôt nuisible à la cause de la morale dont ils s'étaient érigés les défenseurs. Peut-être cette dernière as-

----

(1) Cet illustre médecin est l'auteur d'un livre curieux sur l'Onanisme qui, depuis le commencement du siècle, a eu un nombre considérable d'éditions — Cet ouvrage existe dans notre *Collection*.

sertion est-elle exacte ; tant qu'à avoir exagéré le portrait des malheureux enclins à ce vice, nous avouons qu'ils n'ont hélas ! que trop fidèlement reproduit la froide réalité. Nous dirons plus : ce n'est pas un portrait de masturbateur qu'ils nous ont laissé, mais une véritable photographie, tant leur description est exacte.

Qui de nous n'a eu occasion de rencontrer un de ces infortunés à la démarche chancelante, au teint plombé, au regard atone, à l'air timide ? N'est il pas vrai que ces malheureux semblent être conscients de leur misérable situation, et s'imaginent que l'histoire du vice qui les consume, est écrit en stigmates indélébiles sur leur front. La perte de la mémoire, l'incoordination des mouvements nerveux, l'anémie, la perte de toute énergie, les palpitations du cœur, l'hypocondrie, les maladies de la moelle épinière, la folie, voilà le bilan abrégé des affections auxquelles succombe l'individu adonné à la masturbation.

*
* *

On dit que la tendresse maternelle est entièrement une question de cœur tandis que l'amour paternel est plutôt une question de tête; que le premier de ces sentiments est instinctif et le second raisonnable. Cette théorie, si elle est vraie, n'est pas sans exception ; mais admettons-là comme indiscutable.

C'est donc la tendresse de la mère et la raison du père que nous invoquons quand nous leur disons : Rappelez-vous bien que le bonheur, l'honneur, la santé, la vie de vos enfants, leur sort enfin, peuvent dépendre des circonstances qui auront entouré leurs premières années, de celles surtout qui précèdent immédiatement l'adolescence. Ces circonstances touchent à la direction de certains instincts que vous voulez peut-être laisser se développer d'eux-mêmes, du moins jusqu'à la période de maturité. Rappelez-vous qu'en agissant ainsi, vous risquez de ne voir jamais arriver la véritable maturité, bien que vos enfants puissent atteindre l'âge ou elle se révèle d'ordinaire.

4

Quand la jeunesse fanée, flétrie par le vice, se traîne lentement vers l'âge d'homme, jamais elle n'atteint la maturité; jamais la vie ne se révèle par des bonds dans un corps usé, ni ne réveille une âme engourdie.

Sachez le, c'est à ce moment que la vie du jeune être peut passer par une crise décisive. Sachez que les passions, les passions animales sensuelles, l'instinct sexuel lui-même, ne se révèlent pas subitement à l'approche de l'adolescence, mais qu'ils naissent avec l'enfant et se développent sans cesse avec lui.

Disons-le clairement : l'organe de l'amour physique, le cervelet, placé à la partie postérieure du crâne, est facile à distinguer même chez l'enfant nouveau-né. Ce grand centre, ou mieux ce siège de l'excitation nerveuse, est en communication directe avec le système générateur. Chez quelques nouveau-nés, son développement est très considérable, et dans ce cas, des soins tout particuliers sont nécessaires. L'intention de la nature est que ces passions ne soient ressenties complètement qu'à l'époque de la puberté et que l'individu ne les satisfasse que dans l'âge mûr.

Mais trop souvent, hélas! les intentions de la nature sont méconnues. Tantôt le mal provient d'un tempéramen précoce livré à lui-même, laissé sans surt veillance; tantôt, c'est un héritage des parents; — ceux-ci doivent toujours s'examiner sérieusement sous ce rapport— parfois c'est l'enfant lui-même qui découvre une nouvelle et funeste source de plai sir; mais le plus souvent il est initié au vice par une fréquentation corrompue. Des domestiques, des camarades, des frères et des sœurs même sont souvent les agents de cette déplorable éducation. Notre expérience et les aveux de milliers de malades nous ont convaincu qu'il n'existe d'autre sauvegarde effective contre ce fléau, qu'une rigoureuse surveillance pendant la première enfance, et, dès que la raison commence à exercer son influence, une explication affec-

tueuse du danger et des terribles conséquences du mal.

Si de pareilles précautions sont nécessaires pendant la première enfance,
combien ne sont-elles pas plus indispensables à l'approche de la puberté ! A
cette époque critique de la vie, la nature
elle-même éveille les passions. S'il est
laissé sans guide et sans conseils, l'é-
phèbe, lancé dans le milieu dangereux
des collèges et des écoles, privé de l'af-
fectueuse tutelle de sa famille, en vien-
dra, selon toute probabilité, à commettre
de secrets attentats contre lui-même.
L'effet du mal est quelquefois immédiat,
quelquefois, au contraire, il ne se produit qu'après un laps de plusieurs années, mais il vient toujours, d'une manière certaine et inexorable. Accablant,
impitoyable, mortel, fatal à l'âme et au
corps, l'onanisme, car c'est lui que nous
visons en donnant ces conseils, flétrit
l'existence, et n'était l'inconnu qui vient
après la vie, il rendrait la mort désirable.

Il est plus que probable que la jeune

fille qui a contracté ce vice honteux ne pourra jamais devenir mère, ou si, par extraordinaire, elle avait des enfants, ce ne seraient que de pauvres et misérables créatures, véritables caricatures de l'humanité, rachitiques, difformes, malsaines, impotentes, scrofuleuses, languissantes, phtisiques, etc., Dieu merci, incapables de vivre longtemps.

*
* *

« J'ai vu, dit Zimmerman, un homme de vingt-trois ans qui devint épileptique après s'être affaibli le corps par de fréquentes masturbations. Toutes les fois qu'il avait des pollutions, il tombait dans un état d'épilepsie complet. La même chose lui arrivait après les masturbations, dont il ne s'abstenait pas, malgré les accidents et tout ce qu'on pouvait lui dire. Il eut enfin des accès dans les rues mêmes, et on le trouva mort un matin dans sa chambre. »

« Il n'y a pas longtemps, dit Tissot (1) qu'une fille, âgée de dix-huit ans, qui avait joui d'une très bonne santé, tomba dans une faiblesse étonnante ; ses forces diminuaient ; pendant le jour elle était accablée par l'assoupissement, et la nuit par l'insomnie. Elle n'avait plus d'appétit, et une enflure œdémateuse s'était répandue par tout le corps. Elle consulta un habile chirurgien qui, après s'être assuré qu'il n'y avait point de dérangement dans les règles, soupçonna la masturbation. L'effet produit par sa première question lui confirma la justesse de son soupçon, que l'aveu de la malade changea en certitude. Il lui fit sentir le danger de cette manœuvre, dont la cessation arrêta en quelques jours les progrès du mal. »

Parfois, dit Descuret, il faut remonter au berceau même de l'enfant pour en trouver la première cause. Il y a des nourrices si libertines qu'elles se ser-

---

(1) Voir son ouvrage sur l'Onanisme, publié dans cette Collection.

vent de leurs nourrissons pour satis-
faire leurs infâmes appétits ; d'autres encore, plus stupides que coupables, sti-
mulent les organes génitaux des pauvres enfants dans l'unique intention
d'apaiser leurs cris ou de les endormir.
Il y a aussi des enfants corrompus par
ceux-là même qui devraient être les gar-
diens de leur innocence. Ajoutez les inconvénients de l'éducation publique, le
défaut de principes religieux, et l'on aura,
en peu de mots, les principales causes
du développement et de la persistance de
l'un des plus cruels fléaux de l'humanité.

Afin de préserver l'enfant, dans la mesure du possible, des atteintes de ce vice,
nous croyons bien faire en engageant les
parents à observer les conseils suivants :

1° Eviter de faire coucher plusieurs
enfants dans le même lit ; veiller à ce
qu'ils ne se couchent ni sur le ventre ni
sur le dos, mais sur le côté.

2° Un matelas en crin, une paillasse
en feuilles de fougères sont suffisants ;

ne pas se servir d'édredon ni de lit de plume.

3° Lotions quotidiennes á l'eau froide; soins excessifs de propreté.

4° L'enfant doit prendre autant d'exercice que possible. Son alimentation, tout en étant substantielle, ne doit pas se composer de mets ou de boissons excitants (viandes rôties, café, vin.)

5° Être d'une prudence extrême dans le choix que l'on fait de la nourrice ou de la servante à qui l'enfant est confié.

Chacun a encore présents à la mémoire les détails épouvantables d'un drame qui s'est déroulé à la cour d'assises d'une des plus grandes villes de France (1). En lisant les débats de ce procès, on est tenté de se montrer plus sévère envers les parents des jeunes victimes qu'envers les criminels qui les ont flétries.

* *
*

La *Pédérastie* ou *Sodomie* est le dernier degré de la dépravation humaine.

______

(1) L'auteur fait allusion aux scandales de Bordeaux.

Aussi, doit-on admettre que chez certains individus, cette honteuse débauche est due à une perversion maladive de la sensibilité, à une véritable aberration des facultés morales. Chez d'autres, assurément, c'est la luxure effrénée, c'est une sensualité dépravée, blasée, qui pousse à cette recherche cynique de nouvelles jouissances. Dans les grandes villes, cette passion est exploitée par des gens sans aveu qui en retirent d'énormes profits. Ils ont sous leurs ordres de jeunes garçons corrompus, oisifs, ramassés dans la boue des carrefours ou dans les maisons de débauche. Ils les habillent, les parent, les fardent, les affublent même de vêtements de femme, et chaque soir les lancent à la poursuite des malheureux libidineux. Après avoir attiré les victimes dans le piège, il est facile de rançonner leur faiblesse. » (Docteur Bourgeois.)

Ce vice ignoble était très commun chez les peuples de l'antiquité. Horace et Virgile ont chanté ces amours malsains;

et bien des hommes que l'histoire a glorifiés étaient des pédérastes émérites. Nous pourrions citer au hasard le vertueux Socrate et Alcibiade, les fameux régicides Harmodius et Aristogiton, Néron, Tibère et Auguste qui, avant de revêtir la pourpre impériale, avait été le mignon de son oncle César. Plus près de nous, nous trouvons parmi les souverains adonnés à ce vice honteux, les noms du grand Frédéric, de Pierre le Grand, de Jacques Ier, de Henri III, etc.

La *tribaldie* est un vice aussi abject que la *pédérastie*, dont elle descend en ligne droite, car on peut dire qu'elle constitue par ses pratiques, la *sodomie* entre les femmes. Nous savons tous que des écrivains fort connus n'ont pas rougi de retracer ces ignobles turpitudes, et récemment encore les amours de Nana et de Satin, décrites sans doute, d'après des *documents humains*, ont pu initier les innocents à ces immondicités bestiales.

****

Il nous reste à mentionner une autre forme de libertinage qui ne fut pas inconnue non plus à l'antiquité : Nous faisons allusion à l'*Adultère*.

De nos jours, au lieu d'être une exception, l'*Adultère* tend à se généraliser. Il a ses adulateurs, ses fervents. Ouvrez le premier roman venu, un roman signé non par un de ces goujats lettrés qui sont le déshonneur de la littérature, mais par un nom célèbre et respecté, eh bien, il y a cent à parier contre un, que ce roman a pour héros ou un mari trompé ou le séducteur d'une femme mariée.

L'adultère règne aujourd'hui dans toutes les classes de la société. Que de crimes, que de lâchetés, que de vengeances n'a-t-il pas inspiré !

C'est lui qui arme la main de l'ami contre l'ami ; c'est lui qui souffle des pensées criminelles dans l'oreille de l'épouse coupable ; c'est lui, en un mot, qui brise les tendres liens que le mariage avait formés, et qu'une affection franche-

et pure devait sanctifier et rendre à jamais durables.

Il ne faudrait pas être un grand prophète pour prédire dans un avenir plus ou moins reculé, la ruine définitive de l'institution du mariage, si une réaction salutaire ne parvenait à s'opérer contre cette forme de ce que nous nommerons *le libertinage hypocrite.*

CHAPITRE V.

L'ONANISME ET LES FRAUDES
DANS LES RAPPORTS CONJUGAUX.

A côté de l'onanisme solitaire dont nous venons de parler, se place l'onanisme conjugal, autre fléau qui, sans offrir des dangers aussi manifestes que le précédent, entraîne cependant à sa suite une foule d'affections graves et contribue à l'abaissement de la population.

« Il est pénible d'avouer, dit le docteur Bourgeois, combien, à notre époque, ce vice est propagé, et combien il se propage encore, de jour en jour, dans toutes les classes de la société (1). Il semble qu'à

(1) Les terribles révélations sur les scandales de Londres faîtes récemment par la *Pall Mall Gazette*, grand journal londonien, prouvent que la corruption sociale est loin de décroître. Un écrivain compétent prépare, pour la PETITE COLLECTION VERTE un travail très complet et extrêmement curieux sur « *La débauche publique et privée à notre époque* »

(Note de l'éditeur — Août 1885)

cet égard on ait perdu le sens moral, ce
qui fait qu'on se laisse aller au désordre
sans scrupule aucun.

» C'est là, assurément, une honteuse
plaie sociale. Comment donc nous est-
elle venue ?

» Des maximes funestes se sont ré-
pandues dans le monde, au nom d'une
science fausse ; on a soutenu que les po-
pulations ne pouvaient pas continuer à
s'accroître, parce que les substances ali-
mentaires ne croissaient pas dans les
mêmes proportions, qu'il fallait, par conséquent, restreindre la génération, limiter la famille, empêcher surtout ou retarder les mariages des pauvres, afin de
ne pas arriver à la disette et de ne pas
augmenter le paupérisme. D'un autre
côté, le luxe grandissant de plus en plus
et au-delà des fortunes, des individus
trop prévoyants ont voulu limiter leur
progéniture à leurs ressources, pour ne
pas trop morceler leurs revenus et épar-
piller leurs richesses. » (Dr Bourgeois.)

Chez l'homme, le devoir conjugal,

accompli physiologiquement, complètement, laisse après lui un état de bien-être
comme il résulte toujours de la satisfaction d'un besoin réel. Mais quand la
fonction a été troublée par des préoccupations coupables, l'éréthisme nerveux
s'exalte, persiste, s'accompagne d'abat-
tement, de prostration, de fatigue, et
surtout d'une teinte de tristesse, analogue à un remords de conscience.

« Un homme vient me consulter, rapporte M. le docteur Mayer, me disant
qu'il se sentait s'*en aller* de jour en jour,
— c'était son expression, — et que ses
forces s'épuisaient, quoiqu'il eût son
appétit ordinaire, qu'il digérât avec facilité, et qu'il se nourrît assez conforta-
blement. Il ajouta tout de suite qu'il ne
souffrait nulle part et qu'il ne savait à
quoi attribuer son état. Voici d'ailleurs
l'histoire circonstanciée de ce malade :

« M. B... est âgé de 36 ans. Il exerce
la profession de dessinateur. D'un tempérament nerveux et d'une constitution
originairement robuste, mais actuelle-

ment détériorée, il est marié depuis sept ans et déjà père de cinq enfants, tous en vie. Mon attention est immédiatement portée vers la cause probable d'un désordre nerveux dont cet homme porte l'empreinte sur sa physionomie. A mes interrogations dirigées dans ce sens, il me répond que sa femme ayant vu sa santé fortement ébranlée par une suite de grossesses non interrompues et ayant couru le risque de mourir pendant le travail de son dernier accouchement, il avait résolu avec elle d'entourer leurs rapprochements des précautions les plus minutieuses, pour prévenir une nouvelle conception. Cet homme mettait en jeu les raffinements les mieux calculés de l'onanisme conjugal. Il advenait de ces manœuvres un prolapsus, qui tenait le mari dans un état de demi-syncope, dont la durée était parfois jusqu'à d'une heure. La femme elle-même était en proie à des accidents nerveux et à un dépérissement manifeste.

Ma prescription fut celle-ci : renoncer

complètement aux rapports conjugaux,
ou les pratiquer normalement sous peine
des conséquences les plus graves pour
l'un et pour l'autre des époux. Cependant je me crus autorisé à conseiller
au mari, à titre de précaution, de n'approcher sa femme qu'après le douzième
jour, à dater de la fin des époques menstruelles. La science prouve que du
douzième jour après l'époque jusqu'à
une nouvelle menstruation, il y a peu de
probabilités de conception.

J'ai revu ce malade six mois plus tard
et l'ai trouvé littéralement transformé.
Sa santé était redevenue complète sous
l'influence d'une conduite plus régulière. »

*
* *

Voltaire, dans son dictionnaire philo-
sophique, au mot *onanisme*, explique
ainsi l'origine de ce mot : « Judas avait
marié son fils aîné, Her, à la phénicienne
Thamar. Her mourut pour avoir été mé-
chant. Le patriarche voulut que son se-

cond fils, Onan, épousât la veuve ; selon
la loi des Égyptiens et des Phéniciens,
cela s'appelait susciter des enfants à son
frère. Le premier-né du second mariage
portait le nom du défunt, et c'est ce
qu'Onan ne voulait pas. Il haïssait la
mémoire de son frère, et pour ne point
faire d'enfant qui portât le nom de Her,
il est dit qu'il jetait sa semence par
terre..... Or, il reste à savoir si c'était
dans la copulation avec sa femme qu'il
trompait ainsi la nature ou si c'était au
moyen de la masturbation qu'il éludait
le devoir conjugal. La Genèse ne nous
apprend point cette particularité, mais
aujourd'hui, ce qu'on appelle communé-
ment le péché d'Onan, c'est l'abus de
soi-même avec le secours de la main,
vice assez commun aux jeunes garçons
et même aux jeunes filles ayant du tempérament. »

Les femmes souffrent habituellement plus que les hommes de ces manœuvres contre nature (c'est-à-dire de l'*onanisme conjugal*), qui, d'ailleurs, ne sont pas souvent de leur goût. Frustrées de jouissances auxquelles elles ont un droit incontestable, elles sentent douloureusement le tort qui est fait à leur honneur et à leur santé.

« En provoquant des désirs non satisfaits et des sensations incomplètes, les artifices introduits dans l'acte conjugal amènent souvent une perturbation profonde dans l'appareil génital de la femme. La matière entre dans un état d'excitation et de congestion qui n'est point apaisé par la crise naturelle, par le contact et par la lubrification de la liqueur séminale ; la surexcitation persiste et se pervertit. Il se passe alors ce qui aurait lieu si, après avoir présenté des aliments à un homme affamé, on les retirait brusquement de sa bouche, après avoir excité son appétit. Ces surexcitations non calmées déterminent peu à peu des troubles graves dans l'innervation utérine, point de départ de *névroses* variées, multiples, de crampes, d'affections hystériques bizarres, qui tourmentent cruellement et sans relâche tant de femmes mariées. » (Docteur Mayer.)

CHAPITRE VI

LA GÉNÉRATION : HERMAPHRODISME, OVIPARITÉ ET VIVIPARITÉ.

GÉNÉRATION HUMAINE : ORGANES SEXUELS

Tout ce qui vit dans le monde végétal ou animal se reproduit de la même manière, mais par des moyens de fécondation différents.

Ces divers modes de reproduction, réduits à leur plus simple expression, comprennent l'*Hermaphrodisme*, l'*Oviparité* et *la Viviparité*.

On entend par hermaphrodisme, la réunion des organes reproducteurs de deux sexes chez un même sujet, qui se féconde ainsi lui-même.

Ce genre de reproduction se rencontre fréquemment chez un grand nombre de plantes, lesquelles possèdent à la fois ·les *Etamines*, ou organes mâles, et le *Pistil* ou organe femelle.

Les molusques sans têtes, les huîtres, les moules, les lombrics, grands vers de terre et vers intestinaux, les limaces, les limaçons sont également hermaphrodites. Chez les premiers de ces animaux les organes reproducteurs sont situés vers le milieu du corps, chez les seconds, ils se trouvent au fond de la cavité du trou visible sur le côté de leur cou.

Pourvus d'organes mâles et femelles, ces animaux se reproduisent sans accouplement direct; néanmoins, au lieu de se suffire à eux-mêmes comme les plantes, ils ont besoin, pour féconder leurs œufs, du concours d'un être hermaphrodite comme eux.

En réalité l'*hermaphrodisme* humain ou animal n'existe pas; car il est impossible que le même individu possède des testicules et des ovaires, à l'état saffisamment parfait pour la reproduction des espèces. Les cas d'hermaphrodisme cités par certains auteurs, doivent être rangés dans la catégorie des monstruosités.

L'Hermaphrodisme vrai ou bisexuel n'est jamais parfait dans l'espèce humaine; et si, chez le même individu, on rencontre des organes mâles et femelles, ils sont les uns et les autres dépourvus de toute unité; ils ne peuvent ni féconder ni concevoir (1).

La *génération* sexuelle est le mode de reproduction qui exige le concours de deux êtres pourvus d'organes propres à leur sexe. Ce mode de reproduction est connu sous la dénomination d'*Oviparité*, ou reproduction par l'œuf.

La plus grande partie des zoophytes sont ovipares, mais c'est surtout parmi les insectes qu'il est facile d'observer une sexualité distincte. Chez les insectes, l'appareil est très délié et très

---

(1) Witkowski, *La Génération humaine.*

complexe comme le reste de leur corps; il varie suivant les espèces. La partie la plus saillante consiste en un corps glanduleux qui se trouve dans le ventre des deux sexes; c'est l'organe principal chargé de préparer la semence de part et d'autre; il représente le testicule chez le mâle, l'ovaire chez la femelle.

Le mode de reproduction de certains êtres placés sur des degrés plus élevés de l'échelle zoologique, tels que les poissons, est le même que celui des insectes. Les organes sexuels des poissons sont doubles et se trouvent dans le ventre comme ceux de l'insecte. La femelle pond ses œufs. Le mâle, attiré probablement par son odorat et son instinct, passe sur ces œufs et les féconde en répandant sa laitance dessus, et cet acte s'accomplit sans qu'il y ait eu accouplement avec la femelle. Les reptiles sont dépourvus d'organes reproducteurs externes; ils s'engendrent par accouplement. Le crapaud se tient sur le dos de la femelle pendant une quinzaine de jours, sans qu'il soit possible de l'en séparer. A mesure que les œufs sortent du corps de la femelle en forme de corde, il laisse tomber goutte à goutte sa liqueur fécondante, et les œufs ainsi humectés parcourent dans l'eau les phases d'incubation. Chez les lézards, le mâle est pourvu de deux pénis, la femelle de deux ovaires.

Nous arrivons maintenant au véritable type de la reproduction *Ovipare*. l'Oiseau.

Les organes sexuels des oiseaux sont placés et disposés comme ceux des poissons et des reptiles, dans une espèce de poche nommée *cloaque*, laquelle sert à la fois à la reproduction et à la défécation.

La plupart des mâles n'ont pas de pénis. Cet organe est remplacé par un petit tubercule érectile qui agit par friction Les rapprochements sexuels sont indispensables pour que l'œuf de la femelle soit fécondé.

De tous les modes de reproduction, soit

végétale ou animale, que nous venons d'examiner succinctement, la *viviparité* est assurément la plus complète. L'espèce humaine, ainsi que les mammifères, se reproduisent de cette manière.

Chez les mammifères, l'œuf, lorsqu'il est fécondé par la semence du mâle, doit se développer dans la matrice de la mère, où il se forme avec les propres éléments de son sang. Quand il naîtra, cette mère l'allaitera, puis elle prendra soin de lui jusqu'au jour où il sera en état de pourvoir lui-même à son existence : c'est en ceci que la *viviparité* se distingue surtout de l'*oviparité*.

L'âge auquel les mammifères sont aptes à se reproduire est très variable, il coïncide avec la *menstruation* ou *rut* que nous aurons occasion d'étudier ultérieurement, et dont le mécanisme physiologiste est presque analogue à celui de la femme.

La plupart des mammifères n'entrent en rut qu'une fois l'an: le chien et le chat font exception. L'influence du rut est si intense chez certains animaux, qu'ils perdent, à ces époques, le sentiment de leur propre conservation.

Il faut observer que les différences naturelles dans la puissance copulative chez les animaux inférieurs proviennent des différences de races, et non pas de la diversité des organisations individuelles.

On peut voir, dit M. Acton, à qui nous empruntons ces observations, de quelle importance vitale est l'acte de la copulation, par les changements sensibles qui l'accompagnent chez les animaux inférieurs.

De minutieuses observations touchant l'intensité de la jouissance sexuelle ont été faites sur des animaux de bien des races différentes. Elles prouvent, d'une manière certaine, que si la femelle, comme le mâle, a sa raison amoureuse, si elle est généralement partie consentante et active au coït, sa jouissance est cependant moins grande que celle du mâle, et même, chez certains animaux, la sensation du plaisir est contre-balancée par une douleur réelle.

⁂

Après avoir expliqué sommairement la génération végétale et animale nous arrivons à ce qui nous intéresse plus particulièrement, à la génération humaine. Et tout d'abord analysons et définissons exactement les organes de la reproduction chez les deux sexes.

Les organes génitaux de l'homme peuvent se diviser en deux groupes principaux. Au premier appartiennent les *testicules*, glandes destinées à élaborer le *sperme*; puis les *conduits déérents* et les *vésicules séminales*. Au second appartient le *pénis* ou *verge*, dont la mission est de projeter le fluide dans le vagin.

Les *testicules* sont deux organes glanduleux de la grosseur d'un œuf de pigeon, situés à la partie inférieure de l'abdomen, dans un prolongement de la peau qui constitue leur première enveloppe et forme ce qu'on appelle le *scrotum* ou *bourses*. Celles-ci sont divisées par une cloison en deux compartiments.

Ovoïdes, légèrement aplaties, chacune de ces glandes est composée d'une pelote de tubes longs et déliés, entrelacés et repliés dans tous les sens. La longueur de ces tubes peut être évaluée à 2,000 mètres : ce sont les conduits séminifères où se forme et circule le sperme. Des veines, des artères, des nerfs les accompagnent de manière à former un réseau si serré, si inextricable, qu'il est impossible de les injecter.

Tous ces vaisseaux séminifères forment, par leur réunion, un cordon blanc qui sort du bord supérieur et interne du testicule où il traverse une saillie allongée, connue sous la dénomination de *corps d'Highmore*. Se résumant ensuite en un seul conduit couché sur le bord supérieur du testicule, auquel il est comme surajouté, il devient ce que l'on désigne en anatomie sous le nom d'*épididyme*. De là part, avec le canal spermatique, le *canal déférent* chargé de conduire le *sperme* dans son réservoir : les *vésicules séminales*.

Un peu avant sa terminaison, le canal déférent, se divisant en deux, atteint la base de la prostate, où il se termine, et prend le nom de *canal éjaculateur*.

Les *vésicules séminales* sont deux petites poches membraneuses piriformes, aplaties, à surface bosselée, placées obliquement, une de chaque côté, sous la vessie ; elles sont situées en dehors du *canal déférent* et servent de réservoir au sperme. De ce réservoir part un très petit conduit, long de 2 à 3 centimètres, qui, par un angle aigu, rejoint le canal déférent et s'y abouche pour former, comme nous l'avons indiqué, les canaux éjaculateurs, lesquels se dirigeant symétriquement en avant et presque accolés l'un à l'autre, s'ouvrent dans *l'urèthre* par un orifice oblong, après avoir traversé la *prostate*.

La *prostate* est une glande formée par un tissu fibreux et glanduleux, lequel est représenté par des granulations ayant chacune un petit conduit par où s'é-chappe, à certain moment, un liquide dit *prostatique*, lequel, versé dans l'*urèthre* par des canaux plus petits, a pour mission de lubrifier les parois de ce canal.

Avant de continuer cette description anatomique, nous devons dire un mot de la composition du sperme.

Le *sperme* est la semence secrétée dans les testicules. Il se présente, après l'éjaculation, sous la forme d'un liquide blanchâtre, plus ou moins épais selon sa qualité.

L'élément le plus important du sperme est représenté par les *spermatozoïdes*, petits animalcules ayant environ 4 cent. de ligne. On les aperçoit facilement avec le microscope donnant un grossissement de 300 à 500 fois. Leur corps est ovale et filiforme, c'est-à-dire que leur extrémité supérieure est renflée, et que leur queue a la ténuité d'un fil. En les examinant au microscope, on les voit se li-

vrer à des mouvements continus, comme
les cellules dites vibratilles. C'est à la
présence de ces animalcules que le sperme doit sa propriété fécondante. On
constate leur absence dans le sperme
des jeunes gens, des vieillards et des individus qui répètent l'acte sexuel trop
fréquemment ; cette absence est la raison
pour la quelle ce sperme est impropre à
la fécondation.

Les *spermatozoïdes* perdent toute leur
vitalité lorsqu'on les expose à l'air : l'u-
rine, les acides, les alcalis, le froid, la
chaleur, produisent sur eux le même résultat.

La *verge* ou *pénis* est l'organe copula-
teur de l'homme. Située au-dessus des
bourses, molle, cylindrique et pendante
dans l'état habituel, la verge se durcit par
l'érection et se relève vers l'abdomen.
Attachée au pubis par son extrémité postérieure, au moyen de plusieurs muscles,
très sensibles grâce au réseau nerveux
qui les pénètre, la verge est enveloppée
d'une peau fine, laquelle, à son extré-

mité, se replie sur elle-même et lui forme une espèce de gaîne mobile connue sous le nom de *prépuce*. Chez les Orientaux et les Israélites, on supprime le prépuce, en recourant à une opération nommée *circoncision*.

Trois parties concourent à la formation du membre viril; ce sont: le *canal de l'urèthre*, le *gland* et le *corps caverneux*.

Le *canal de l'urèthre* commence au col de la vessie, traverse la *glande prostate*, et se termine à l'extrémité de la *verge*. Il sert de conduit à l'urine et au sperme Sa longueur moyenne est de 16 à 20 centimètres. Il est divisé en trois portions: la portion *prostatique*, la portion *membraneuse* et la portion *spongieuse*. Sa partie postérieure est renflée entre la racine du bulbe, lequel se rétrécit en avant, de sorte que le *corps caverneux* reprend bientôt un volume considérable. A l'extrémité antérieure, on trouve une nouvelle dilatation subite et très importante, c'est le *gland*, au sommet duquel le col de l'urèthre s'ouvre par une fente verticale nommée *méat urinaire*.

Les *corps caverneux* sont ainsi nommés à cause des nombreuses cavités dont ils sont entièrement composés. Ils forment la partie principale et la plus volumineuse de la *verge*. De forme cylindrique, ils sont terminés en pointe à chacune de leurs extrémités, et commencent isolément en arrière par une partie légèrement renflée qui s'insère de chaque côté à l'une des branches descendantes du pubis : ce sont les deux racines du *corps caverneux*.

*_**

Appareil sexuel de la femme. — Les organes de la femme à l'inverse de ceux de l'homme sont placés dans la cavité du bassin. Ils se composent de deux *ovaires*, de deux *oviducts* nommés *trompe de Fallope*, de l'*utérus* ou *matrice*, du *vagin* et de la *vulve*.

La *vulve* ou porte, comme son nom l'indique, comprend les parties génitales externes : *grandes lèvres, petites lèvres, clitoris, méat urinaire, orifice du vagin*.

Les *grandes lèvres*, que l'on remarque de chaque côté de la *vulve*, rappellent assez exactement par leur aspect les *bourses* de l'homme. Formées par deux replis de la peau, elles sont couvertes de poils. Leur face interne est lisse, humide, rosée et se joint à celle du côté opposé pour former l'entrée de la *vulve*.

En écartant les cuisses, on aperçoit, placées parallèlement aux grandes lèvres, deux replis muqueux de couleur rosée, ce sont les *petites lèvres*, lesquelles, en se réunissant en haut et en avant, entourent *le clitoris*, petit organe très érectile. Les *petites lèvres* ont environ un centimètre de hauteur. A la vérité ce chiffre n'est pas invariable, car chez certaines femmes il est quelquefois de 4 centimètres.

Le *clitoris* est l'organe de la volupté chez la femme. Sa composition anatomique ne diffère pas sensiblement de celle de la *verge*. Il est situé à la partie la plus élevée de la *vulve*, entre les *petites lèvres*, qui lui forment comme un capuchon. Il ne commence à se distinguer chez les jeunes filles qu'à l'époque où elles approchent de la puberté. Comme *le gland* de l'homme, il se gonfle par l'effet de titillation ou de frottement ; sa longueur normale est d'environ 2 cent., mais chez certains sujets, il peut atteindre la longueur de la verge de l'homme.

Le *méat urinaire* est un petit orifice qui représente l'extrémité du canal de l'urèthre chez la femme, il n'a que 3 centimètres de longueur environ.

Le *vagin*, est une sorte de gaîne destinée à recevoir le membre viril. Il s'ouvre entre les *petites lèvres*. De forme cylindrique, ses parois sont flasques et s'aplatissent l'une sur l'autre. Sa longueur est d'environ 12 centimètres. Il est constitué de façon à pouvoir s'appliquer à la verge de l'homme et à la serrer étroitement. pendant l'acte copu-

lateur; tandis qu'au moment de l'accouchement, ces mêmes parois se dilatent,
afin de donner passage à l'enfant.

Les *colonnes* du *vagin* sont formées
par des saillies longitudinales de la membrane muqueuse qui le tapissent intérieurement. A ces saillies se joignent des
replis transversaux qui ont pour mission
d'exciter au plus haut point pendant *le
coït*.

L'extrémité du *vagin* embrasse le *col
de la matrice*. Son orifice inférieur est
étroit, surtout chez les vierges, et se
trouve en partie caché par un repli de la
muqueuse nommé: *hymen*.

L'*utérus* ou *matrice*, dont le nom
signifie moule, sans doute parce que
l'embryon doit se former et se développer dans son sein, est situé au-dessus
du *vagin*, avec lequel il est en rapport
au moyen d'une ouverture si étroite que
le doigt peut à peine la traverser. C'est
un organe creux ayant l'aspect d'une
poire aplatie d'avant en arrière. Sa longueur est de 7 centimètres, sa largeur

est de 3 centimètres ; sa cavité contiendrait à peine une amande.

L'*utérus* est formé de substances musculaires contractées, et c'est ce qui explique comment l'enfant peut s'y développer. Des *ligaments* spéciaux le maintiennent mobile dans la cavité du bassin, entre le rectum et la vessie.

Les *trompes de Fallope* sont deux conduits membraneux qui partent de chacun des angles supérieurs et latéraux de la matrice pour s'étendre de chaque côté, maintenus seulement par un repli des ligaments larges Chaque *trompe* a une largeur de 1 décimètre environ. Elles commencent à l'angle de l'utérus par une partie étroite et mince et vont en se dilatant jusqu'à leur entière extrémité, et celle-ci en s'élargissant en entonnoir, forme le *pavillon* de la *trompe*, lequel représente l'entrée de ce canal ou oviduct. Les bords du *pavillon* sont découpés en franges.

La *trompe* sert à transporter l'*ovule* depuis la surface de l'*ovaire* jusque dans la cavité de la matrice.

De même qu'il existe deux testicules chez l'homme, de même il existe deux ovaires chez la femme, un par chaque trompe. Ces organes ont pour fonctions de sécréter un produit également indispensable pour la fécondation de l'*ovule*.

Les *ovaires* sont logés dans les ligaments postérieurs de la matrice. D'une forme ovoïde comme le testicule, ils ont environ 2 à 4 centimètres sur 2 d'épaisseur Leur extrémité interne est rattachée à l'angle de la matrice par un petit ligament. Le corps de l'*ovaire* se compose d'une partie centrale très vasculaire, et d'une partie périphérique glandulaire. Lorsque le sang est amené à s'accumuler dans la partie centrale, comme cela a lieu aux époques de la menstruation, il la gonfle, de sorte qu'il augmente de beaucoup le volume de l'*ovaire*. Quant à la partie périphérique, elle est le lieu de reproduction des ovules, comme les canaux séminifères sont le lieu de production des spermatozoïdes.

Si l'on examine au miscroscope une

coupe munie de cette partie, on voit qu'elle est formée d'une masse innombrable de *vésicules* d'une dimension microscopique, que l'on nomme *Vésicules de Graaf*. Chacune de ces vésicules est le lieu de formation d'un *ovule* ; or comme on a reconnu qu'il y avait près de 600,000 *vésicules de Graaf* dans chaque ovaire, il est facile de s'imaginer le nombre immense d'*ovules* qu'une femme serait en état de fournir, si toutes les vésicules venaient à maturité.

« Aussitôt que les signes de la puberté se déclarent, une ou plusieurs *vésicules de Graaf* augmentent rapidement de volume et refoulent autour d'elles la gangue celluleuse de l'ovaire.

« Pendant ce temps, l'ovule a suivi le développement de la vésicule qui l'entoure ; bientôt elle vient faire saillie à la surface de l'ovaire, la tumeur éclate, l'ovule s'échappe avec force, puis est recueillie par le *pavillon de la trompe*, pendant que la vésicule restée vide se cicatrise peu à peu. »

C'est ce phénomène qui, en se renou-velant tous les mois, depuis la puberté jusqu'à la *ménopause* des femmes en état de santé, constitue la *menstruation*. Chez les animaux, ce phénoméne physio-logique est désigné par le nom de *rut*.

En moyenne cette période s'étend, dans nos contrées, de l'âge de 14 ans à l'âge de 40; mais, comme nous l'avons observé dans un précédent chapitre, cette limite, loin d'être fixe, est sujette à de notables **variations**.

Nous complèterons cette description des organes sexuels de la femme, par quelques mots de l'*appareil de la lactation*.

Cet appareil est formé par deux émi-nences arrondies, placées de chaque côté de la poitrine ; ce sont les *mamelles*.

Ces glandes, pour leur restituer leur véritable nom, sont entourées d'un amas de tissus celluleux et graisseux qui leur donne leur volume et leur forme. Autour du petit tubercule situé au centre et nommé *mamelon*, aboutissent les con-duits sécréteurs du lait. Le *mamelon* est formé par un tissu érectile, spongieux ; aussi se gonfle-t-il et durcit-il par la succion du nouveau-né.

Parfois, à la vérité, ces glandes font complètement défaut, et, fait très caractéristique, les femmes privées de mamelles sont également privées d'ovaires et de matrice. La nature semble indiquer ainsi que la femme qui est inapte à nourrir un enfant est également inapte à le concevoir.

Enfin, il arrive quelquefois que les seins atteignent un développement voisin de la monstruosité.

Durston cite le cas d'une jeune personne dont l'une des mamelles pesait quarante et l'autre soixante-quatre livres.

Les auteurs citent en outre des cas de femmes possédant des mamelles supplémentaires. Le docteur Roben (de Marseille), en a observé une sur la cuisse.

Adrien de Jussieu a mentionné une femme qui avait une mamelle supplémentaire dans l'aine, et c'était celle qui servait ordinairement à l'allaitement.

La mère d'Alexandre Sévère avait, rapporte-t-on, trois mamelles, de même qu'Anne de Boleyn. Dans son *Triomphe de la Religion*, Rubens symbolise la nature par une femme à six mamelles.

CHAPITRE VII

DE LA COPULATION. — HYGIÈNE DU COÏT.

La turgescence sanguine de la *verge* et du *gland* chez l'homme, le gonflement du *clitoris* et du *bulbe*, du *vagin*, chez la femme, constituent cet état des organes générateurs désigné sous le nom d'*érection*.

Un afflu exagéré de sang dans les tissus aérolaires du corps caverneux, du gland et de la portion spongieuse de l'urèthre chez l'homme, de même que dans les tissus du clitoris, et dans le bulbe du vagin chez la femme, telle est la cause de l'*érection*.

La structure du pénis favorise la stase

du sang; les corps caverneux présentent, en effet, un lit énormément large au sang qui s'y ramasse. Outre cela, le flux sanguin est très fortement augmenté à la suite d'une irritation nerveuse produite par l'excitation des nerfs érecteurs. Le bulbe se tuméfie considérablement et reste en état d'érection tant que dure l'excitation ; si les corps caverneux viennent à être sectionnés pendant l'irritation il jaillit de ces organes et de l'urèthre un jet puissant de sang.

L'*érection* est fréquemment provoquée par des idées érotiques, des rêves voluptueux, par la vue des nudités, ainsi que par un état maladif, par le *décubitus dorsal*, ou la distension de la vessie par l'urine ; c'est à ces deux dernières causes que l'on doit attribuer ces états d'érection matinale dont se vantent nombre d'individus.

Croiriez-vous, disait Louis XV, déjà vieux, à l'un de ses familiers, que j'ai encore quelques érections le matin ?

— En ce cas, sire, urinez vite, répondit le courtisan.

Une fois en état d'érection, le membre viril peut pénétrer dans le vagin de la femme, et par des mouvements répétés du bassin et le frottement qui en résulte, la sensibilité est surexcitée au plus haut point, c'est alors que se produit l'*éjaculation*, ou projection du sperme dans les organes de la femme.

A cet instant les deux sexes sont comme absorbés dans une sensation de volupté indéfinissable; ils ne semblent vivre alors que pour l'acte qu'ils accomplissent. Tout leur organisme en ressent les effets: une irradiation sensitive indescriptible, une agitation extrême parcourent tout le corps; si le pouls s'accélère, la respiration devient laborieuse, haletante, mêlée de soupirs; la face se congestionne; une douce moiteur assouplit tous les membres et se montre même sous forme de sueur au niveau des plis articulaires. »

Pendant le coït, l'urèthre, allongé par

l'érection, introduit le sperme dans le vagin; vraisemblablement le sperme arrive dans l'utérus, puis dans les trompes, en partie grâce aux mouvements des filaments séminaux eux-mêmes, grâce en partie aux mouvements de l'utérus.

Pour que la fécondation ait lieu, dit le docteur des Vaulx, il faut que les spermatozoïdes rencontrent l'ovule et s'y attachent : ordinairement il en pénètre un certain nombre jusque dans son intérieur, et ils concourent ensemble avec le germe femelle au développement d'un nouvel être.

C'est par la *menstruation* que l'*ovule*, à certaines époques, arrive dans l'*utérus*.

La menstruation est caractérisée :

1º Par l'issue d'une ovule hors de la vésicule de Graaf; 2º par une turgescence dans les organes génitaux internes, par de l'hypérémie, par des ruptures de vaisseaux dans l'utérus et par un écoulement de sang par les parties génitales; 3º par des phénomènes concomitants dans tout le reste du corps.

« Le point des organes génitaux de la femme où s'opère la fécondation, c'est-à-dire où se rencontre et s'identifie le sperme avec l'ovule, n'est pas constamment et nécessairement le même : c'est ordinairement la cavité de l'utérus ou le conduit des trompes de Fallope, mais les grossesses extra-utérines prouvent que le sperme peut quelquefois aller au devant de l'ovule jusque sur le pavillon de la trompe et la féconder immédiatement après sa sortie de l'ovaire.

» Quant aux époques les plus propres à la fécondation, l'expérience journalière démontre, de concert avec la théorie, que ce doivent être celles dans lesquelles le coït a lieu peu de jours après la rupture mensuelle de la vésicule de Graaf et lorsque l'ovule est encore dans les trompes et dans l'utérus. Néanmoins des influences accessoires peuvant retarder, d'une part, l'acheminement de l'œuf au dehors à travers ces parties ou, d'autre part, prolonger la vie des spermatozoïdes qui y ont été déposés par l'éja-

culation, on ne peut pas trop bien affirmer, comme quelques physiologistes
l'ont fait, que le coït n'est fécondant
que dans les huit jours qui précèdent
ou qui suivent les règles. Si cela était, il
y aurait dans chaque mois, entre les
époques menstruelles, une période de
quinze jours environ, pendant laquelle
le coït serait toujours infécond, ce que
l'expérience quotidienne dément. MM.
les docteurs Hirsch et Wagner rappor-
tent des faits dans lesquels la fécondation aurait eu lieu seize, dix-huit et vingt
jours après la période menstruelle.

» On rencontre des cas de grossesse
double, triple et même quadruple; ces cas
sont dus à la rupture simultanée ou à très
courts intervalles de deux ou plusieurs
vésicules de Graaf et à la fécondation,
soit dans le même coït, soit dans des
coïts rapprochés, des deux ou plusieurs
ovules qui en sont sortis. On admet généralement qu'une femme ayant conçu
depuis huit jours ne peut plus être fé-
condée. » (S. P. des Vaulx.)

Si nous en croyons le physiologiste Burdach, la facilité de répéter le *coït* est presque toujours en raison inverse de la durée de cet acte.

Il est assez difficile de formuler une règle générale sur l'intervalle nécessaire avant le renouvellement de la copulation. Solon prescrit un intervalle de dix jours, tandis que le droit canon permettait trois ou quatre rapports dans la même nuit. Nous pensons qu'en prenant une moyenne de deux copulations par semaine pour les sujets vigoureux et d'une pour les sujets moins bien doués, on se rapprocherait de ce qui est en harmonie avec les lois de la nature et les exigences de la santé.

Il n'est pas rare d'entendre parler, entre hommes, des prouesses amoureuses accomplies par l'un ou l'autre. Est-il nécessaire de dire que la plupart du temps ce ne sont que sottes et mensongères vanteries ? Il y a évidemment des tempéraments exceptionnels, mais ceux-là sont tellement *exceptionnels* qu'ils relèvent de la pathologie.

D'après Witkowski, Crucius cite un domestique qui en une seule nuit rendit mères dix servantes. L'empereur Proculus s'est vanté d'avoir engrossé, en moins de quinze jours, cent vierges Sarmates qui lui étaient tombées entre les mains. Montaigne nous a transmis l'histoire de cette reine d'Aragon qui rendit un arrêt contre un Catalan accusé par sa femme d'une ardeur génésique excessive. Cet homme reconnut, en effet, que chaque nuit était marquée par dix « triomphes, » et il lui fut défendu, sous peine de mort, d'approcher sa femme plus de six fois par jour. Le Dr Tardieu a observé des individus atteints de satyriasis, qui pouvaient répéter l'acte vénérien plus de quarante fois en une nuit. Messaline supporta, dit-on, les efforts amoureux de cent six hommes sans être assouvie.

Le Dr Curcis dit à ce même sujet :

« Un physiologiste praticien de notre époque a examiné les circonstances qui, dans une société fiévreuse comme la nôtre, affectent la santé, la vigueur et les facultés d'une personne subissant les fatigues morales des affaires, dans une ville comme Londres. Il a conclu pour cette classe d'individus qu'ils ne doivent entretenir les rapports conjugaux qu'une fois tous les huit ou neuf jours. Mais il modifie ou plutôt neutralise ce conseil en autorisant le renouvellement de la copulation à l'individu qui, après un premier coït, en éprouverait le désir très prononcé, tout en exigeant, cependant, que la nuit entière soit laissée comme intervalle et que les organes ne subissent aucune excitation pendant l'abstinence.

A notre avis, il n'est pas nuisible, dans le cas indiqué, de répéter la copulation deux fois en une seule nuit, en laissant naturellement à l'organisme le temps de se reposer après la première fatigue, mais pour autant, toutefois, que cette répétition soit un fait exceptionnel et non la règle de chaque nuit.

Il ne faut pas oublier que souvent on se trompe soi-même, et qu'à moins d'être extrêmement prudent, on peut répéter l'acte dans des conditions parfois dangereuses.

Il est à remarquer, que les hommes, engagés dans des affaires importantes donnant beaucoup de préoccupations, et en général tous ceux qui, par la nature de leur profession ou de leur situation, ont l'esprit fortement agité, comme les savants, par exemple, sont rarement prolifiques.

« Chez ces hommes, une union féconde est très rare. Le système cérébral et l'appareil de la génération sont si étroitement liés, qu'ils réagissent fatalement l'un sur l'autre. L'esprit et le corps doivent énergiquement collaborer pour engendrer des enfants bien portants. Aussi ne saurions-nous trop recommander l'abstention de toute copulation quand l'esprit est plus agité que d'habitude. Cet acte important, dont la santé et la vie même des enfants à venir peuvent dépendre, ne peut être accompli que pour autant que les organes sexuels ne soient pas fatigués ou trop fortement surexcités.

et que l'esprit soit absolument libre de soucis et d'inquiétudes. En agissant autrement, on dépenserait inutilement et hors de propos des ressources qui, réservées pour un moment plus opportun auraient pu produire tous les résultats désirables. Même si, dans de pareilles conditions, on arrive à engendrer des enfants, ils seront, selon toute probabilité, maladifs, aussi faibles d'esprit que de corps, et peut-être incapables de vivre longtemps. La même règle s'applique aux enfants engendrés pendant l'ivresse, ou lorsqu'il existe une violente antipathie entre les époux.

Ici nous ouvrons une parenthèse pour rappeler nôtre précédente observation sur la rareté des cas de prolifixité chez les hommes d'affaires et les hommes d'étude, et pour nous demander si cette observation ne donnerait pas l'explication physiologique de ce fait, souvent remarqué, que les enfants d'hommes très distingués héritent rarement des qualités intellectuelles de leurs pères ? Il y a, comme de raison, de nombreuses exceptions, mais on ne saurait nier que la grande majorité des fils d'hommes remarquables sont inférieurs, non pas d'une manière relative mais d'une manière absolue, aux individus d'une bonne capacité moyenne.

Les hommes qui, loin d'être étrangers aux plaisirs des sens, en possèdent une connaissance trop approfondie, éprouvent un sentiment de malaise à la pensée que, par des abus personnels où des excès d'une imprudente promiscuité, ils aient pu nuire à leurs facultés sexuelles. Aussi sont-ils enclins aux mêmes erreurs que les personnes qui se marient dans une ignorance complète des rites conjugaux. Prétendre à la possession de la faculté même qui leur fait défaut, c'est-à-dire à une puissance virile entière et vigoureuse, devient pour eux une question de *faux* amour-propre.

Habitués à la société de femmes dépravées, ils s'imaginent que les sensations d'une fille chaste et vertueuse, ressem-

blent à celles qui, après tout, sont sim-
plement affectées pour la plupart, par de
malheureuses mercenaires. Ils ne comprennent pas que l'extase des sens si
ravissante chez la femme honnête, est
rarement sincère chez la prostituée; que
la passion sexuelle. à part quelques cas
rares, n'est pas aussi développée chez la
femme que chez l'homme, et que, pour
une femme distinguée, d'un esprit im-
pressionnable, d'une organisation peut-
être délicate, un coït trop fréquemment
répété, peut devenir un objet d'horreur.
Les hommes dont les facultés prolifiques
ont été atteintes et pour lesquelles il est
imprudent de se marier avant d'avoir fait
disparaître les résultats de leurs excès,
se portent un préjudice presque irrépa-
rable en essayant d'accomplir un acte
auquel ils sont complètement impropres.

Les hommes âgés ou ayant dépassé la
première jeunesse devraient, quand
ils épousent de toutes jeunes femmes,
prendre un soin extrême de ménager
leurs ressources viriles ; or, très souvent

commettre les mêmes fautes, et naturellement ils s'exposent aux mêmes conséquences. Ici encore il y a lieu d'affirmer
à nouveau cette vérité physiologique, que
le coït modérément exercé, contribue à
la vigueur des fonctions, à la santé physique et morale, et à la conservation des
facultés générales et spéciales jusqu'à
un âge avancé. Une abstention prolongée,
quand on est arrivé à l'âge adulte, diminue
et peut même, avec le temps, détruire les
capacités sexuelles, de même que le man-
que d'exercice altère la puissance mus-
culaire des membres.

La saison de l'année, pendant laquelle
a lieu le coït paraît avoir une grande
influence sur la fécondité. L'exercice des
fonctions sexuelles de l'homme n'est pas
limité à une saison, à une époque parti-
culière, mais l'instinct de la reproduction
humaine doit évidemment subir la loi
qui régit le reste du monde animé.

Ainsi, la statistique démontre, que
les *conceptions* sont bien plus nombreuses au printemps et en été qu'en au-

tomne et en hiver. Par conséquent, les fonctions reproductives de l'homme participent au mouvement général qui caractérise la saison dans laquelle la nature entière se développe. Il paraît, en outre, que c'est au printemps et en été que se commettent le plus de viols et d'attentats à la pudeur. On en conclut naturellement que le stimulant de la passion sexuelle est plus violent à cette époque de l'année, et qu'il en résulte un accroissement correspondant de la puissance animale.

Les physiologistes se sont également occupés des heures les plus convenables au coït. Il arrive quelquefois, que le soir venu, les époux, le mari surtout, se couchent l'esprit et le corps harassé par les travaux de la journée. La faiblesse et l'accablement peuvent encore provenir d'autres causes. S'ils coïtent, il se peut que ce soit sans plaisir. Il vaut mieux alors laisser l'esprit et le corps se reposer et remettre l'acte sexuel jusqu'aux premières heures du jour ; il sera plus agréable et donnera de meilleurs résultats.

Sir Astley Cooper fait observer que le fait de remplir parfaitement l'acte sexuel au réveil, le matin, est une preuve de bonne capacité. Il entend par là, que bien des hommes qui n'ont pas de peine à rester en érection quand ils se couchent, sont loin d'être aussi convenablement disposés après un profond sommeil. Cela est vrai ; cependant il ne faut pas en conclure qu'il est nécessaire de coïter immédiatement en se réveillant.

Ajoutons ici que les *pertes* ne se produisent pas dans le premier sommeil, mais de grand matin, peu de temps avant le lever. Ces pertes, fréquemment renouvelées, sont dangereuses, mais il n'en est pas moins vrai qu'elles constituent le symptôme d'un état des vaisseaux et des organes manifestement favorable aux rapports sexuels, bien entendu pour autant qu'elles se présentent généralement à la même heure matinale.

En finissant ce chapitre, répétons avec Talleyrand. « Surtout, Messieurs, pas de zèle. »

CHAPITRE VIII

IMPUISSANCE. — STÉRILITÉ. — FÉCON-
DATION ARTIFICIELLE. — PROCRÉA-
TION DES SEXES A VOLONTÉ.

On entend par *impuissance* l'incapa-
cité d'accomplir le coït, et par *stérilité*
l'inaptitude à la *procréation*. Par cette
brève définition, on peut facilement comprendre qu'un homme ou une femme
peuvent être impuissants à se livrer à la
copulation, tout en n'étant pas *stériles*,
de même qu'ils peuvent parfaitement ne
pas être frappés d'*impuissance*, bien que
leur accouplement reste infécond. Cette
distinction, pourtant essentielle, est souvent perdue de vue.

Les causes principales d'impuissance
chez l'homme et chez la femme sont les
suivantes :

1º Les anomalies de la verge, telles
que l'absence complète de cet organe,
ses dimensions trop exiguës, ou son ex-

cessive grosseur, lesquelles, d'une façon
comme de l'autre, s'opposent à l'accom-
plissement du coït. Fodère cite un jeune
soldat, dont la verge n'avait que la dimension d'un petit tubercule. Raubaud
parle d'un Brésilien, dont la verge en
état d'érection n'excédait pas la grosseur
d'un piquant de porc-épic. La grosseur
de la verge n'offre pas un obstacle aussi
constant à la consommation de l'acte
conjugal que si elle est trop petite. Cependant, l'introduction dans le *vagin*
d'une verge volumineuse cause des douleurs fort vives et peut donner naissance
à des affections de la matrice. Au
xviie siècle, selon Casper, un tribunal
ecclésiastique avait fixé les dimensions
du pénis pour que la fécondation put
avoir lieu. Une direction vicieuse de la
verge, un gonflement anormal, ainsi que
le *phimosis* et *paraphimosis* sont également des causes fréquentes d'impuissance. Lorsque le prépuce s'oppose à ce
que le gland puisse être mis à nu, soit
en raison d'une adhérence au gland, soit

en raison de l'étroitesse de l'orifice pré-
putial, il y a *phimosis,*

Les Juifs et les Arabes n'admirent,
dans leur religion, l'opération de la circoncision que pour parer à cet incon-
vénient. Le *paraphimosis* est le nom
donné à une espèce d'étranglement produit par les efforts qui sont faits pour
faire sortir le gland de l'orifice du prépuce ;

2° Les hernies volumineuses, le développement d'une obésité anormale sont
également des causes d'impuissance.
Toutes les affections du canal de l'urèthre, telles que les fistules de ce canal,
les rétrécissements, etc , ainsi que les
maladies de la prostate, les pertes séminales, etc., s'opposant à l'érection,
doivent être rangées parmi les causes
directes d'impuissance. A ces causes on
peut ajouter les grandes émotions morales. Tout le monde connaît l'aventure
arrivée à J.-J. Rousseau, lorsqu'il était
à Venise : la vue d'un téton étrange le
rendit sur-le-champ impuissant.

Autrefois cette cause d'impuissance était mise sur le compte des *noueurs d'aiguillette*. Ces derniers étaient considérés comme des sorciers. Au moyen âge on les brûlait. C'est ainsi qu'un certain R. F. Vidal fût condamné à être pendu à Riom, convaincu d'avoir noué l'aiguillette tant aux jeunes garçons de son endroit, qu'aux chiens, chats et autres animaux domestiques, de sorte que la propagation de ces espèces avait été sur le point de manquer dans le canton. La manière d'opérer de ces prétendus sorciers était fort simple. Ils faisaient certains nœuds cabalistiques avec des fils, des cordons ou des rubans noirs, en prononçant des paroles magiques. Grâce a ces *aiguillettes* ils se vantaient de frapper d'impuissance les hommes les plus ardents

Enfin, plusieurs maladies des testicules sont des causes réelles d'impuissance.

L'*impuissance* chez la femme est excessivement rare, si rare même que l'on peut hardiment avancer qu'à l'exception des cas où le vagin fait défaut ou lorsqu'il est oblitéré, cette infirmité n'existe pas.

Le *vaginisme*, cet état nerveux de la vulve, en provoquant des douleurs intenses au moment du coït, sans pouvoir être rangé parmi les causes d'impuissance chez la femme, constitue cependant un état maladif qui rend les rapports sexuels fort difficiles.

Jadis, l'impuissance était un cas de nullité de mariage. Lorsqu'un époux était accusé de ce délit conjugal, on lui accordait la faculté de se justifier devant une assemblée, nommée : *Le Congrès*.

Pour cette épreuve on faisait coucher les deux époux dans un lit préparé à cet effet, puis on les laissait seuls pendant deux heures ; après quoi, les matrones et les chirurgiens experts venaient constater les résultats de l'accouplement.

Au point de vue religieux — celui de l'Eglise catholique, — le mariage, ayant pour but direct et réel la procréation des enfants, devient nul de plein droit, suivant les règles canoniques, si ce but ne peut être atteint à cause de l'un des époux. Comme principe, ces règles sont évidemment d'une logique absolue. De nos jours, on a demandé très rarement à l'autorité ecclésiastique supérieure d'annuler un mariage pour des motifs *d'infériorité physiologique*. Des cas se sont néanmoins produits : tout récemment encore une jeune femme appartenant à la plus haute société de Madrid a obtenu du Pape l'annulation de son mariage parce que son époux était... d'une froideur désespérante (1). Cette décision n'est rendue par le Pape qu'après un long et minutieux procès ecclésiastique. Si les réclamants sont riches ils sont astreints au payement d'une forte somme laquelle est destinée, en majeure partie, à l'œuvre des Missions. Cela n'est

---

(1) L'auteur fait allusion à l'annulation obtenue par la fille du maréchal Martinez Campos contre son époux, le fils du maréchal Serrano. Il paraît que *l'amende* payée était d'un million ! —

que de toute justice, mais il est au moins drôle de voir un cas d'impuissance devenir un moyen de civilisation.

Au moyen âge, selon la coutume des *nuits probatoires*, on enfermait les deux futurs jusqu'à ce que la femme fut enceinte. Aussitôt qu'elle était reconnue se trouver dans cet état intéressant, on commençait les formalités nécessaires pour le mariage.

La *Stérilité* chez l'homme, établit, sinon constamment au moins très fréquemment, l'absence des spermatozoïdes dans le sperme. Cette stérilité est passagère ou temporaire, suivant qu'il est possible de rendre à la liqueur fécondante l'élément dont elle est privée.

La *Stérilité* est encore produite par les excès vénériens, les maladies des testicules, etc.

La *Stérilité* chez la femme est provoquée par des causes multiples, au nombre desquelles on peut citer : 1º *l'obésité*; 2º *l'acidité* et la malpropreté du vagin, les injections froides après le coït. Ces causes produisent la stérilité en s'opposant à la vitalité des spermatozoïdes. 3° Les tumeurs de l'*utérus*, les retrécissements du col utérin et ceux de la trompe, ainsi que les déversions et flexions de la matrice. Ces affections sont des causes de stérilité parce qu'elles mettent obstacle à la pénétration des spermatozoïdes dans la matrice. Ajoutons que les excès vénériens, comme il est facile de l'observer chez les prostituées et les débauchés, engendrent également la stérilité.

L'*impuissance et la stérilité* ne sont pas des affections inguérissables, pourvu que le malade s'astreigne aux lois d'une hygiène sévère. En premier lieu, la chirurgie devra intervenir pour leur traitement; ensuite on s'adressera à l'hygiène, laquelle, réglée par un médecin habile, donnera, pour un grand nombre de cas, des résultats inespérés. Surtout, on ne devra user des plaisirs vénériens qu'avec la plus grande prudence; on aura recours au remède par excellence, qui est l'hydrothérapie.

Quelques aphrodisiaques pourront être utiles dans l'impuisance, en produisant sur les organes génitaux une excitation nerveuse qui leur fait défaut.

L'hydrothérapie déjà indiquée, le quinquina, le fer, produiront des effets merveilleux, dans les cas d'impuissance causée par les excès vénériens et l'épuisement des forces vitales. Parmi les végétaux, le cresson, l'ail, le piment, le safran, l'artichaut, la canelle, le gingembre, le poivre, se recommandent par leurs propriétés stimulantes. Nous omettons à dessein les *cantharides*, le *phosphore*, la *noix vomique* parce que ces médicaments n'agissent qu'en produisant une perturbation profonde dans l'organisme.

On ne devra surtout pas oublier que l'*onanisme* est une des causes les plus fréquentes d'impuissance et de stérilité (1). Les *pertes séminales* ou l'éjaculation du sperme, soit pendant la nuit, soit en

---

(1) Voir dans notre Collection l'ouvrage de *Tissot, L'Onanisme.*

urinant, méritent aussi d'être surveillées attentivement si l'on désire obtenir une guérison prompte et radicale de l'affection qui nous occupe.

***

La Stérilité est une question d'une importance sociologique considérable, car c'est à la fois une des causes principales de la dépopulation et une source de désunion domestique ; c'est aussi la preuve d'un état physiologique exceptionnel. On comprend dès lors, que les économistes comme les médecins s'en soient préoccupés de tout temps. Les uns ont cherché à ce mal attristant des remèdes illusoires empruntés à la législation et aux règles de l'organisation sociale, les autres, plus compétents, ont cherché sa cause et ses remèdes dans l'étude de nos organes et de nos fonctions.

La Stérilité est, neuf fois sur dix, le fait de la femme, ce point est suffisamment reconnu pour que nous n'y insistions pas.

Mais cette stérilité est-elle essentielle ?
D'accord avec des praticiens très éminents
nous répondons, *non, presque jamais.*

Le remède direct à la stérilité c'est la
fécondation artificielle, c'est-à-dire l'injection artificielle du sperme dans le vagin
de la femme. Cette injection peut se faire
de plusieurs manières mais le plus souvent on emploie la seringue. Giraud
conseille d'introduire le sperme dans une
sonde, de placer celle-ci dans le col de
l'utérus et de souffler avec la bouche. Le
célèbre médecin Pagot, à l'aide de son
nouveau fécondateur, obtient le même
résultat; le Dr Eustache, de Montpellier,
confie le soin de l'opération au mari lui-
même, qui, aussitôt après le coït, doit introduire son doigt dans le vagin, et le diri-
ger, chargé de sperme, sur le col utérin.
Le Dr de Lajartre, de Paris, qui s'est consacré spécialement à l'étude de la question,
a trouvé à perfectionner la fécondation
artificielle par son *correcteur génésique.*
Dans ce système aucune action étrangère
n'est substituée à l'action même de la

nature, il s'agit seulement de rendre cette dernière efficace (1).

Il est hors de doute aujourd'hui, que la fécondation artificielle est une chose possible, réalisable, et non une utopie médicale. Cela ne veut pas dire cependant que cette opération est toujours d'une réussite certaine ; le contraire, à notre avis, est plus vrai, mais enfin il suffit que l'opération existe et qu'elle peut, dans bien des cas, suppléer à l'insuffisance, à l'infirmité de la nature.

L'opération de la fécondation artificielle est aussi légitime que morale, mais à la condition qu'elle soit pratiquée honnêtement par un médecin intègre et consciencieux, qu'elle soit consentie, sollicitée par les intéressés, et qu'elle ait pour but de remédier à une stérilité funeste au bonheur et parfois à la santé d'époux impuissants.

---

(1) Pour plus de détails, voir la brochure du Dr de Lajartre : *Notice sur la curabilité constante de la stérilité des femmes.*

Mais c'est une opération qui peut être dangereuse quand elle est pratiquée par un médecin peu scrupuleux et même criminel — le cas est rare, heureusement ! — qui abuserait de l'ignorance d'une femme ou d'une jeune fille pour les féconder à leur insu. Elle serait tout aussi immorale si le médecin se faisait l'associé, ou plutôt le complice, d'une femme qui voudrait spéculer sur sa maternité, s'en faire un moyen de chantage ou de captation d'héritage. Ce sont ces considérations d'un intérêt et d'une respectabilité majeurs, qui ont empêché jusqu'ici, que la fécondation artificielle ne devienne une arme charlatanesque entre les mains de l'un ou l'autre médecin besogneux. Cette opération n'a guère dépassé encore l'enceinte des Facultés de médecine ou le cercle des clients privilégiés de quelques rares cabinets de médecins spécialistes.

Tout récemment cependant, la question qui nous occupe a été agitée bruyamment, grâce à une thèse doctorale qu'un

officier de santé, M. Gérard, se propo-
sait de soutenir devant la Faculté de
Paris. Les célèbres professeurs, MM.
Pajot, Richet père, Charpentier et Ri-
chelot, composant le jury, refusèrent
cette thèse, non pas parce qu'elle était
inadmissible par la nature du sujet ou à
cause de l'*apparente* immoralité de celui-ci, mais parce que les doctrines ex-
posées étaient basées sur des données
statistiques *plus que discutable*s (1).

Il résulte en tout cas de ce qui précède, que les autorités médicales les plus
éminentes ne songent pas à nier la fécondation artificielle; que tout au plus
ils prennent soin d'empêcher que cette

---

(1) Il convient d'ajouter que deux motifs
d'ordre accessoire avaient dicté la décision du
jury : d'abord les termes peu scientifiques dans
lesquels l'auteur analysait et discutait l'opération, et ensuite le tirage inusité qu'il avait cru
pouvoir se permettre de sa thèse, ce qui fit
craindre au jury qu'une spéculation de librairie
ne vînt se greffer sur le soutènement public du
système de M. Gérard, fait qui aurait été d'autant plus équivoque que la thèse, portant l'es-
tampille de la Faculté, aurait pu être considérée
comme conforme aux doctrines de celle-ci.

délicate et grave question ne vienne prendre en public une place telle qu'elle ne manquerait pas de faire naître des dangers, malheureusement trop nombreux.

*
* *

Il y a encore aujourd'hui bien des gens qui s'imaginent, sur la foi de quelques auteurs, qu'il est possible de procréer des enfants du sexe que l'on désire.

A part deux ou trois observations qui ne semblent pas être exemptes de logique, on peut carrément affirmer que ce que l'on a écrit sur ce sujet est plutôt du domaine de l'hypothèse que de celui de la science.

Hippocrate, le père de la médecine, conseille à l'homme désireux d'avoir des garçons, de se lier le testicule droit, autant qu'il pourra le supporter; pour une fille il se liera le testicule gauche. Si ce moyen ne répond pas aux espérances de ceux qui y ont recours, on ne peut toutefois s'empêcher de reconnaître qu'il est d'une exécution facile.

Au siècle dernier, Millot renversa la théorie du médecin grec. D'après lui, la femme qui désirait avoir une fille, devait se coucher sur le côté gauche ; pour avoir un garçon elle devait se coucher sur le côté droit.

Le *Talmud* certifie que, pour avoir des garçons, il faut attendre que la femme désire ardemment son mari ; pour avoir des filles, le mari doit être possédé de désirs voluptueux et surprendre sa femme à l'improviste. En lisant ces doctes naïvetés on se demande anxieusement ce qui arriverait si l'homme et la femme étaient au même moment saisis de désirs aussi ardents, et si l'homme, après s'être lié le testicule droit, voyait sa femme obstinée à se coucher sur le même côté Il est probable qu'il ne résulterait rien de pareille union, c'est à peu près ce qui arrivera si quelqu'un fait l'expérience des conseils que nous venons d'énoncer.

Le docteur Hertzmann, de New-York,

d'accord avec le professeur Thury, de Genève, affirme que si l'œuf est fécondé par plusieurs spermatozoïdes, il produira des garçons, et qu'il naîtra une fille si leur nombre est restreint.

Conformément à cette théorie, basée sur des raisons physiologiques, si le coït s'effectue très peu de temps après l'époque de la menstruation, on aura des chances d'avoir des garçons ; si elle s'effectue à une époque plus éloignée, ce seront des filles.

Il se peut que cette théorie ait donné lieu à des observations concluantes, lorsque son auteur a expérimenté sur d'innocents lapins et de voluptueux cochons, mais il nous semble, qu'appliquée à l'espèce humaine, elle peut prendre rang à côté de celle d'Hippocrate.

Suivant d'autres auteurs, le mode de nutrition de la mère, la vigueur du père, leurs caractères même auraient une grande influence sur la production des sexes. Nous ne pensons pas que ces affirmations méritent plus de créance que celles qui précèdent, car une observation quotidienne leur donne un démenti.

La manière de déterminer le sexe d'un enfant pendant la grossesse peut prendre place à côté de la *procréation* des sexes dont nous venons de nous occuper.

Frankenhausen et Cumming d'Edimbourg ont soutenu, dans ces derniers temps, que le nombre des battements du cœur, pendant la grossesse, pouvait servir à indiquer le sexe de l'enfant. D'après ces auteurs, 130 pulsations à la minute indiqueraient un fils, 150 indiqueraient une fille. Inutile d'ajouter que ces théories ont été vivement combattues et qu'elles sont actuellement dépourvues de toute valeur scientifique.

CHAPITRE IX

DE L'HÉRÉDITÉ : L'HÉRÉDITÉ NORMALE ET L'HÉRÉDITÉ PATHOLOGIQUE

Un célèbre praticien belge, M. le Dr Lefebvre, professeur à l'Université de Louvain, a publié un petit ouvrage intitulé : *Le père, la mère et l'enfant*, dans lequel il traite excellemment de l'hérédité. Nous ne pouvons certes mieux faire que de reproduire ici ses principales considérations.

C'est une loi du monde vivant que les parents, en transmettant la vie à de nouveaux êtres, leur transmettent en même temps leurs qualités. Et, il ne s'agit pas seulement de ces qualités immuables qui constituent l'espèce et en assurent la pérennité, mais aussi de ces attributs individuels et mobiles, comme la taille, la couleur, le teint de la peau, la conformation des organes, leur mode de fonctionnement, leurs maladies.

Les parents transmettent à leurs descendants un organisme qui ressemble au leur, tant au point de vue de sa structure qu'au point de vue de son fonctionnement : c'est l'hérédité normale. Mais ils peuvent leur transmettre aussi des vices de conformation, des prédispositions morbides ou même des maladies toutes faites : c'est l'hérédité pathologique.

DE L'HÉRÉDITÉ NORMALE. — Nous avons dit que, en thèse générale, les organes des enfants sont analogues à ceux de leurs auteurs par leur conformation et par leur fonctionnement. Cette double analogie peut être désignée dans le langage médical par les expressions de ressemblance anatomique et de ressemblance fonctionnelle ou physiologique.

I. Ressemblance anatomique. — On dirait volontiers que, semblables à des objets d'art sortis d'un même moule, les enfants, au point de vue organique, sont la copie de leurs parents. Sans doute il faut tenir compte de ces nuances qui permettent de distinguer les unes des autres les créatures humaines, même les plus rapprochées par le sang; mais dans leurs traits essentiels, l'organisme des enfants répète les grandes lignes architecturales de leurs auteurs.

La surface extérieure du corps n'étant que le relief des organes internes, il en résulte qu'avec la conformation analogue de ces organes, le père et la mère transmettent également leurs formes extérieures, leur buste, les traits de leur visage, en un mot leur portrait. La ressemblance va quelquefois jusqu'à la fidélité photographique.

Ressemblance des enfants avec les parents, dans leur conformation intérieure et extérieure, tel est donc le premier fait d'hérédité. Il est si bien établi que je n'éprouve aucun besoin de m'y arrêter plus longtemps.

Quant à savoir si l'un des deux auteurs a une part prépondérante dans cette transmission, la question, qui paraît si simple à résoudre puisqu'il s'agit d'un fait d'observation, divise encore aujourd'hui les physiologistes. Hofman et Gintrac, pour ne citer que des autorités, admettent l'influence prépondérante de la mère; et beaucoup de médecins partagent cet avis. Les faits ne me paraissent pas confirmer cette opinion, et je ne suis pas étonné qu'un des observateurs les plus sagaces de ce siècle,

Hufeland, ait soutenu que l'enfant tenait plus du type paternel que du type maternel. Toutefois Hufeland me paraît avoir trop rétréci la part de la mère : l'organisation des enfants est une sorte de résultante de deux forces combinées ; elles ont toutes deux leur part d'action, mais suivant des circonstances, qu'il est d'ailleurs impossible d'analyser, c'est tantôt l'une, tantôt l'autre qui est prédominante.

II. Ressemblance fonctionnelle ou physiologique. — La ressemblance anatomique entraîne presque nécessairement la ressemblance physiologique, c'est-à-dire que les organes des enfants, coulés dans le même moule que ceux des parents, doivent fonctionner d'une manière analogue. L'observation confirme cette induction.

Non seulement les grandes fonctions de la vie végétative et de la vie animale s'exécutent sur le même rythme, mais la ressemblance se retrouve jusque dans les plus minces détails fonctionnels. Le fils reproduit souvent la démarche, les gestes et jusqu'aux tics de son père. Il en est de même du timbre de la voix.

De la ressemblance des organes et de l'analogie de leur fonctionnement résulte la ressemblance de la constitution et des tempéraments. Ainsi, dans une famille, la constitution est vigoureuse, c'est-à-dire que des organes bien conformés fonctionnent avec facilité et résistent énergiquement aux agressions morbides. Dans une autre, la constitution est faible, c'est-à-dire que les organes sont débiles et que leur jeu est languissant. C'est une proie dévolue d'avance à toutes les causes morbifiques.

Il en est de même des tempéraments. Voici une race caractérisée par le tempérament sanguin : le sang est riche en globules, l'innervation et la circulation ont je ne sais quoi d'énergique, de ferme. En voilà une dont tous les membres se font remarquer par une vive excitabilité, par un défaut de fixité, de solidité, de régularité dans l'innervation ; il y a trop de nerfs et trop peu de sang. En voilà une autre enfin qui porte l'empreinte du lymphatisme : les téguments et les cheveux ont une coloration terne et indécise, les muscles sont flasques, l'innervation est paresseuse, toutes les fonctions sont languissantes ; on n'est pas malade, mais on est tout disposé à le devenir quand l'occasion s'en présentera.

Enfin, non seulement les organes offrent chez les enfants la même configuration et le même fonctionnement que chez les parents, mais comme ils sont formés de la même pâte, ils offrent la même résistance à l'usure ou la même fragilité. Dans certaines familles privilégiées, les saisons de la vie sont plus longues, l'automne surtout se prolonge davantage : on est vert encore à soixante-dix ans et on meurt à quatre-vingt-dix. Dans d'autres, on est vieux à cinquante ans, caduc à soixante, et on meurt souvent avant d'atteindre soixante-dix ans.

HÉRÉDITÉ PATHOLOGIQUE. — Nous n'avons parlé jusqu'ici que de l'hérédité normale. Les enfants ont reçu en héritage une organisation plus ou moins achevée, mais compatible avec la santé, même chez les moins favorisés. Nous arrivons à l'hérédité morbide.

Si les parents peuvent transmettre à leurs enfants une organisation normale, fonctionnant avec régularité, en vertu de la même loi, ils pourront leur transmettre des organes défectueux et fonctionnant mal, des dispositions morbides, ou même des maladies toutes faites. Toutefois gardons-nous de toute exagération. Cette transmission est fréquente, mais elle n'est pas fatale; elle varie du reste pour chaque espèce morbide.

Le problème du degré de transmissibilité des malformations, des prédispositions morbides et des maladies les plus importantes comporte divers éléments que nous allons analyser sommairement.

1° Quand on cherche à apprécier le degré de transmissibilité héréditaire d'une maladie, il faut d'abord s'enquérir si elle est contagieuse, c'est-à-dire trans-

missible par contact. Si elle est contagieuse, il faut distinguer deux cas: tantôt en effet c'est la mère qui est atteinte
de l'affection contagieuse, et elle la transmet presque nécessairement à son fruit
pendant le contact de neuf mois qu'elle
a avec lui; tantôt c'est le père qui porte
la maladie contagieuse, et la question
de la transmissibilité héréditaire devient
plus difficile à résoudre. Nous rencon-
trerons, du reste, ce problème en parlant
de la syphilis; c'est à peu près la seule
affection où il se présente.

2º L'hérédité peut être immédiate ou
médiate. Pour préciser ma pensée, je
prends pour type une maladie essentiellement héréditaire, la phtisie tubercu-
leuse. L'hérédité est immédiate quand la
maladie descend du père ou de la mère
aux enfants. Le père et la mère peuvent
être sains, mais le grand-père paternel
ou maternel de l'enfant est mort de phtisie. Celui-ci peut être atteint à son tour
d'une phtisie véritablement héréditaire:
c'est l'hérédité médiate ou atavisme.

Je m'arrête un moment à cette question de l'ativisme qui a bien son importance. D'abord le fait est-il bien établi ? Est-il bien vrai que le grand-père peut transmettre à son petit-fils sa conformation organique, ses difformités, ses dispositions morbides, sans qu'on en retrouve la trace dans son propre fils, le père de cet enfant ? Il faut bien s'entendre. Il n'est pas rare de retrouver chez un enfant des traits, des qualités, des maladies qu'on a observés chez son aïeul et qu'on n'a pas remarqués chez son père. Mais, pour ne parler que des maladies, est-ce à dire que le père en était tout à fait exempt ? Non, il n'a pu donner à son fils ce qu'il n'avait pas. Cette maladie a existé chez lui à l'état virtuel, à l'état latent, sans doute parce que des circonstances favorables l'ont empêchée d'évoluer complètement ; elle s'est développée chez le fils parce que des conditions opposées ont favorisé son développement. La ligne d'hérédité n'a pas été interrompue, et l'influence de l'aïeul n'a atteint le petit-fils qu'en passant par le père.

Quoi qu'il en soit, pour revenir à la question de ce que j'appellerai le coëfficient héréditaire (c'est-à-dire le degré de transmissibilité), il est certain que la transmission directe du père est beaucoup plus sûre que celle de l'aïeul.

3° La maladie peut être une maladie de famille ou une maladie individuelle. Si la tuberculose, par exemple, s'est montrée obstinément, depuis plusieurs générations, chez les rejetons d'une même souche, on a le droit de croire qu'elle fait pour ainsi dire partie de leur constitution : c'est une véritable maladie de famille dont la transmission est presque fatale. Mais elle peut être individuelle : les ancêtres en étaient exempts ; un de leurs descendants l'a contractée sous l'influence de causes purement accidentelles. Ses enfants y échapperont facilement ; il peut se faire même que le retentissement héréditaire soit absolument nul : c'est quand le père a contracté la maladie tardivement, après la conception des enfants en question. Les lois pathologiques n'ont pas d'effets rétroactifs.

4° L'hérédité peut être simple ou double. Elle est simple quand l'un des deux conjoints seulement porte la maladie transmissible; elle est double quand les deux époux en sont atteints.

5° Dans le cas d'hérédité simple, la constitution et la santé de l'époux sain doivent être prises en grande considération. Ainsi, par exemple, le père est phtisique, mais la mère a une constitution vigoureuse, et spécialement un appareil respiratoire résistant, presque invulnérable. Il est facile de comprendre que les chances de l'enfant deviennent plus favorables; elles s'aggravent, au contraire, singulièrement, si la mère a une constitution faible, une poitrine étroite, des bronches irritables.

6° Enfin les conditions hygiéniques et morales, dans lesquelles se trouve placé un enfant menacé d'une maladie héréditaire, interviendront pour une grande part dans l'arrêt ou le développement de la maladie. Le sujet issu de parents tuberculeux se nourrit-il d'un air pur, d'aliments de premier choix, est-il placé sous un climat favorable, est-il soumis à une gymnastique rationnelle, ménage-t-il les forces vitales par la chasteté? Il peut échapper à la phtisie. Elle se développera presque fatalement dans les conditions contraires.

Malgré ses défectuosités actuelles, la statistique nous fournit des matériaux importants. Nous allons les mettre en œuvre pour dresser le bilan des principales affections héréditaires et indiquer dans la mesure du possible, le degré de transmissibilité de chacune d'elles.

Nous avons dit que les parents peuvent transmettre à leurs enfants des vices organiques, des dispositions morbides ou des maladies toutes faites. Reprenons ces différents points.

I Vices de conformation. — La transmission héréditaire des vices de conformation est assez fréquente. Le père de la médecine grecque, Hippocrate, l'avait déjà reconnu. Ces vices organiques transmissibles sont nombreux. Nous allons indiquer les plus importants.

A. *Bec-de-lièvre*. — Cette difformité, quoique assez fréquente, n'est héréditaire que rarement : une fois pour cent.

B. *Malformations des extrémités*. — Les malformations des membres, et surtout des mains et des pieds, se répètent chez les enfants avec plus de ténacité. Mackinder, médecin anglais, rapporte l'histoire d'une difformité des doigts reproduite pendant six générations. Une question importante est celle de savoir si les difformités du père ou de la mère, étant purement accidentelles, comme une mutilation par exemple, peuvent se transmettre aux enfants. Des observations faites sur des animaux prouvent la possibilité de ces transmissions. Le Dr Scoutetten rapporte même une observation de ce genre qui ne peut que confirmer cette opinion.

C. *Goître*. — Le goître est fréquemment héréditaire. Labitte a signalé le cas d'une famille dont les membres présentaient depuis plus de cent ans, un goître transmis de génération en génération.

II. Prédispositions morbides et maladies héréditaires. — Nous avons rappelé plusieurs fois déjà la grande loi qui domine la question : les parents transmettent à leurs enfants un organisme qui ressemble au leur par sa conformation anatomique et par son fonctionnement physiologique. N'est-il pas naturel que cet organisme soit exposé de préférence aux mêmes lésions et aux mêmes troubles, c'est-à-dire aux mêmes maladies ? C'est ainsi, pour prendre un exemple, que nous voyons la gastrite se présenter successivement chez les différents rejetons d'une même souche; il serait peut-être exagéré de dire que la gastrite est une maladie héréditaire; le père ou la mère, en effet, ne transmettent pas à leurs enfants une gastrite de toutes pièces, mais ils leur transmettent leur estomac avec ses énergies ou ses faiblesses, sa résistance ou son impressionnabilité, en un mot, ses qualités normales et ses qualités pathologiques.

Quoi de plus étranger en apparence à l'hérédité qu'une fracture des os? Eh bien, l'observation prouve que dans certaines familles cet accident est plus fréquent que dans d'autres, sans doute parce que dans la constitution des os il entre une proportion exagérée d'éléments calcaires, et que cette proportion existant chez le père ou la mère peut se reproduire héréditairement chez les enfants.

Mais je ne veux m'arrêter qu'aux prédispositions morbides et aux maladies où l'hérédité joue un rôle prépondérant. Je parlerai successivement à ce point de vue des maladies des organes des sens, de celles du système nerveux, des maladies du sang, enfin des diathèses.

A. *Maladies des organes des sens.* — Les organes des sens présentent souvent des défectuosités transmises. On les rencontre surtout dans l'appareil de la vision, par exception, dans l'appareil auditif.

1. La Vue. — Tout le monde sait que la myopie se transmet obstinément des parents aux enfants. Il en est de même d'une affection tout opposée, l'hypermétropie. D'autres maladies oculaires, qui paraissent tout à fait accidentelles, peuvent descendre, au moins à l'état de prédisposition, des parents aux enfants; je fais spécialement allusion à la cataracte.

2. L'Ouïe. — Il est certain que dans certaines familles l'ouïe est plus délicate que dans d'autres; il est également certain que dans quelques familles la *dureté* de l'ouïe, qui est un apanage de la vieillesse, se montre prématurément. C'est un fait incontestable d'hérédité, mais il n'a pas une extrême importance. Je ne pose donc, sur cette matière, qu'une seule question! la surdi-mutité est-elle héréditaire? Quelques savants, tels que Pet et Buxton, l'affirment, d'autres ne l'admettent pas. Ménier, qui fait autorité en cette matière

avait cru longtemps que des parents
sourds-muets procréent toujours des enfants qui entendent et qui parlent. Il y a
quelques années il a commencé à admettre, à la suite d'observations faites, des
cas d'hérédité directe de la surdi-mutité,
tout en insistant sur la rareté de ces cas
et en signalant l'absence d'hérédité quand
un des époux seulement est sourd-muet.

B. *Maladies du système nerveux*. —
Les maladies du système nerveux ont
une extrême tendance à se transmettre
des parents aux enfants; elles jouissent
toutes de ce funeste privilège, depuis la
migraine qui peut troubler la vie mais
ne l'abrège guère, jusqu'à l'hémorragie
cérébrale qui foudroie sa victime.

Je ne m'arrêterai qu'à trois affections
qui s'attaquent aux grandes fonctions de
relation, la sensibilité et la motilité, et
qui retentissent jusque sur les facultés
intellectuelles et morales : je veux parler
de l'hystérie, de l'épilepsie et de l'aliénation mentale.

1. Hystérie. — La plupart des méde-

cins admettent la transmissibilité héréditaire de l'hystérie. L'auteur du meilleur traité sur cette maladie, Briquet, est arrivé aux conclusions suivantes: « Les hystériques ont vingt-cinq fois » pour cent des parents atteints d'hystérie ou d'autres maladies nerveuses. »

2. Épilepsie. — L'hérédité de l'épilepsie, niée par d'excellents esprits, comme Tissot, Gintrac, Delasiauve, Leuret, est acceptée comme un fait incontestable par des observateurs d'un grand mérite, tels que Boerhaave, Portal, Esquirol, Herpin de Genève, Bouchet, Cazauvielh, Trousseau, Moreau de Tours, etc.

Les expériences de Brown-Sequard confirment singulièrement les données de la statistique. Cet habile expérimentateur provoque l'épilepsie sur des cobayes, en faisant l'hémisection de la moelle épinière. Cette épilepsie acquise se transmet assez souvent aux petits de ces animaux. Cette observation confirme la transmissibilité des difformités et des maladies accidentelles.

3. Folie. — Les aliénistes sont d'accord pour déclarer que la folie, dans ses manifestations diverses, est une maladie essentiellement héréditaire. Je ne connais guère que Lordat et Heinroth qui nient cette hérédité morbide.

Je reconnais avec Heinroth que l'aliénation mentale a souvent sa source dans nos dérèglements, mais je considère comme un axiome de la science que cette maladie peut se transmettre des parents aux enfants, sans que cette transmission soit fatale.

Il arrive souvent qu'un père aliéné ne procrée pas positivement des fous, mais des sujets d'une intelligence bornée ou excentrique, d'un caractère bizarre. Il ne faut pas oublier, en effet, que le nervosisme morbide peut subir des métamorphoses en passant des parents aux enfants.

C. *Maladies du sang*. — Que le sang, organe liquide, mais organe fondamental de l'économie humaine, ait chez les enfants les mêmes qualités que chez les

parents, c'est un fait que l'expérience
des siècles confirme.

La disposition à la pléthore, c'est-à-
dire à la surabondance des globules
rouges du sang, se répète d'ordinaire de
père en fils. La chlorose, qu'on voit
survenir accidentellement chez beaucoup de personnes du sexe, s'observe
fréquemment comme maladie héréditaire. Il en est de même de la disposition aux hémorragies, surtout quand
elle se rattache à cette maladie redoutable qu'on appelle l'hémophilie.

D. *Diathèses*. — C'est-à-dire vices cons-
titutionnels qui affectent l'économie tout
entière, se traduisant par des manifestations qui varient de siège et d'aspect,
mais en conservant toujours leur spéci-
ficité.

L'observation prouve que l'hérédité
des diathèses n'a pas un cachet de fata-
lité; la transmission est fréquente sans
être inévitable. Le coefficient héréditaire
varie du reste suivant les diathèses. Nous
allons les passer en revue en commen-

çant par le rhumatisme et en finissant par la syphilis.

1. Rhumatisme. — Il y a peu de personnes qui échappent complètement à cette affection, due en grande partie aux influences climatériques, mais à laquelle l'influence héréditaire n'est cependant pas étrangère. Ce point n'a d'ailleurs qu'une importance très relative.

2. Goutte. — Il n'en est pas de même de la goutte. Garrod, dont il faut toujours invoquer l'autorité quand il s'agit de cette maladie, a constaté qu'elle se transmet cinquante fois pour cent. La goutte héréditaire a une prédilection pour les garçons, ce qui tient probablement à ce qu'elle trouve un complice dans l'intempérance, plus habituelle à l'homme qu'à la femme.

3. Gravelle. — Il faut rapprocher de la goutte la gravelle urique. Dans le fait, ces deux maladies se rattachent à la même diathèse, la diathèse urique, essentiellement constituée par l'excès d'acide urique dans le sang. Que l'acide

urique et les urates, au lieu de se dépo-
ser dans les tissus articulaires en provoquant les accès douloureux qui sont le
symptôme dominant de la goutte, se
précipitent dans les urines, ils constituent
la gravelle urique ou gravelle rouge.

Quelquefois la transformation morbide
peut être en apparence plus bizarre encore : l'enfant d'un goutteux n'a pas
d'attaque de goutte, mais il est atteint
d'herpétisme, quelquefois de diabète.

4. Rachitisme. — Le rachitisme est-il
héréditaire ? Portal, Louis, Trousseau et
d'autres l'admettent. Mais Jules Guérin,
qui a observé la maladie de près, nie sa
transmissibilité. Il faut en conclure que
la transmission est exceptionnelle. D'ailleurs les femmes, que le rachitisme atteint
dans une plus forte proportion que les
hommes, éloignent souvent la pensée du
mariage à cause des difformités habi-
tuelles que cette maladie entraîne ; il est
inutile d'ajouter que leur infirmité les
fait peu rechercher.

La question du rachitisme n'a donc qu'une importance médiocre quand on l'envisage au point de vue de la transmission héréditaire. Il n'en est pas de même sous d'autres rapports : la femme rachitique qui a le malheur de se marier est exposée aux accidents les plus graves, au moment de la parturition et souvent elle n'a pas la joie de voir naître vivant l'enfant qu'elle a porté.

5. Dartres. — La diathèse dartreuse se transmet si fréquemment des parents aux enfants qu'on peut considérer l'hérédité comme un fait habituel. Certaines manifestations herpétiques surtout ont cette tendance au plus haut degré ; c'est ainsi que le psoriasis se transmet avec une incroyable constance de formes. Il en est de même de cette maladie singulière et heureusement rare qu'on appelle l'ichthyose, où la peau se revêt d'écailles cornées, sèches et sonores.

Au demeurant, le public attache peut-être une signification exagérée aux éruptions dartreuses ; à ses yeux, elles indiquent toujours que le sang d'une famille a perdu sa pureté.

6. Scrofulose. — La scrofulose est une des maladies constitutionnelles qui doit attirer le plus spécialement l'attention des familles jalouses de conserver un sang pur. Les altérations qu'elle détermine se montrent sur la plupart des systêmes de l'économie : les ganglions lymphatiques, la peau, les muqueuses les os, etc. Quand tous ces départements organiques sont atteints, que reste-t-il encore de sain chez un homme? Ajoutons que cette triste maladie se révèle à tous les yeux par des stigmates cruellement accusateurs.

La scrofulose se développe facilement de toutes pièces, c'est-à-dire en dehors de la prédisposition héréditaire. Beaucoup d'enfants présentent à leur naissance un lymphatisme exagéré, sur lequel la scrofule se greffe avec une singulière facilité. Une hygiène bien entendue peut les préserver. Mais si l'influence héréditaire s'ajoute aux influences climatériques, ils ne peuvent guère échapper aux atteintes de cette diathèse. Rien de mieux prouvé, en effet, que la transmissibilité de la scrofulose · elle est pour ainsi dire fatale.

7. Tuberculose. — A côté de la scrofulose se place de droit la tuberculose. La tuberculose peut envahir tous les organes de l'économie. Sa manifestation la plus commune et la plus redoutable est la tuberculose pulmonaire ou phtisie.

Sans doute la phtisie reconnaît souvent d'autres causes que l'hérédité. Elle est comme l'aboutissant de toutes les conditions physiques et morales qui tendent à appauvrir la nutrition : l'air confiné, l'alimentation insuffisante, les chagrins domestiques, la volupté ; mais il n'en reste pas moins vrai que la tare héréditaire intervient fréquemment dans la genèse de cette redoutable maladie.

Quand on calcule l'impuissance de l'hérédité de la tuberculose, quand on réfléchit à l'extrême gravité de cette maladie, on arrive à cette conclusion que la tuberculose est peut-être la maladie qui doit peser le plus fortement dans la balance quand on suppute les chances héréditaires d'une union. Je ne vois guère que la syphilis constitutionnelle à placer sur la même ligne.

8. Cancérisme. — On peut désigner sous ce nom, tout ce qui, dans l'ensemble de nos organes est caractérisé par la production au sein des tissus, d'éléments destructeurs qui ne rétrogradent jamais, qui récidivent quand on les enlève, soit sur place, soit à distance, dans les ganglions lymphatiques ou dans les organes internes, qui réagissent sur la santé générale et finissent par entraîner la mort. Cette espèce pathologique comprend, comme on le sait, diverses variétés : le squirrhe, le cancer encéphaloïde, les tumeurs épithéliales, fibro-plastiques, chondroïdes, etc.

La transmissibilité héréditaire de ces maladies ne me paraît pas douteuse, bien qu'elle soit moins constante que pour d'autres affections.

On peut conclure des statistiques dres-
sées que, chez les sujets atteints de
cancer, on ne trouve des antécédents
que dans un sixième ou un septième des
cas.

9. Syphilis. — La syphilis est une
maladie essentiellement héréditaire. Le
coefficient de transmissibilité varie pourtant suivant trois conditions principales :
le père et la mère sont infectés de la syphilis, ou la mère seule porte ce vice
secret, ou enfin le père seul est malade.

Dans le premier cas, la transmission
de la maladie est fatale. Dans le second,
la mère seule étant infectée, les chances
de l'enfant ne sont guère meilleures.

Qu'arrive-t-il quand le père seul est
atteint de la maladie vénérienne ? Le
plus souvent il commence par infecter sa
compagne. Après cela, les deux époux
de concert transmettent sûrement la maladie à leurs descendants. Mais il se peut
que le père soit affecté d'une syphilis
ancienne constitutionnelle, qui ne se
communique plus par contact. La mère

échappe à la contagion ; mais que de-
vïent l'enfant ?

Quoi qu'il en soit, tout le monde sait
combien l'infection syphilitique des
époux est redoutable pour leur posté-
rité. Parfois l'enfant meurt avant de
naître; s'il parcourt heureusement toutes
les périodes de la vie utérine, il apporte
souvent en naissant les stigmates du vice
héréditaire : c'est un être souffreteux,
aux membres grêles, à la peau sèche et
comme parcheminée, condamné à une
mort prochaine.

D'autres fois l'enfant naît frais et rose ;
mais l'implacable mal, après avoir som-
meillé quelques mois, parfois quelques
années, s'éveille et dévore sa jeune
victime (1).

---

(1) Pour plus de détails consulter le livre du
Dr Harris : *Les maladies secrètes* (11e édition)
paru dans cette Collection.

CHAPITRE X

DE LA GROSSESSE ET DE SES SIGNES. — L'ACCOUCHEMENT. — L'EMBRYON — L'AVORTEMENT. (1)

On entend par *grossesse* ou *gestation*, l'état dans lequel une femme se trouve depuis le jour de la fécondation jusqu'au jour où a lieu l'expulsion de l'enfant.

La *grossesse* est dite normale ou utérine lorsque la fecondation s'opère au niveau de l'ovaire et que l'ovule fécondé, après avoir parcouru le trajet de la trompe, vient se développer dans la matrice. Lorsque l'œuf est arrêté dans ce trajet par suite d'un obstacle quelconque, et qu'il se développe sur un point autre que la matrice, il y a grossesse *extra utérine*.

(1) Cette matière importante n'est traitée ici que somnairement ; un volume special y est consacré par le Dr X. André ; il paraîtra ultérieurement dans cette Collection.

Un retrécissement du canal de la trompe
une frayeur subite après la copulation,
qui, en donnant lieu à un acte réflexe du
système nerveux produirait une paralysie
momentanée dans le canal de la trompe,
où l'ovule resterait forcément retenu, telles
sont les causes les plus fréquentes de la
grossesse extra utérine.

Que l'ovule se soit arrêté dans le péri-
toine ou dans la trompe, il s'attache à cet
endroit et lui emprunte les éléments nécessaires à sa nutrition, éléments que lui
fournit la matrice en cas de grossesse
normale.

Dans la majorité des cas, les grossesses
extra-utérines sont fatales à la mère. Ce
qui s'explique parfaitement, si l'on songe
que l'œuf ayant atteint sa maturité, ne
peut être expulsé qu'au moyen de la *gas-
trotomie*, opération qui permet au chirurgien de délivrer l'enfant en pratiquant
une ouverture de la paroi abdominale.
Pendant la *gestation* les femmes sont su-
jettes à de nombreuses incommodités.
Les fonctions digestives sont les pre-

mières influencées. Dans un grand nombre de cas les femmes éprouvent des caprices que rien n'explique. Elles ont des *envies*. Des auteurs ont mentionné des femmes enceintes dont le goût était tellement dépravé qu'elles mangeaient des matières fécales, des poissons crûs, etc. A cet état se joint des vomissements, des maux de tête et des troubles de l'appareil circulatoire.

Enfin, la menstruation cesse, les mamelles prennent une forme plus volumineuse et, vers les derniers mois de la grossesse, elles sécrètent un liquide jaunâtre nommé *colostrum*, lequel est destiné à purger l'enfant de son méconium.

Les signes certains de *grossesse* pendant les premiers temps de la *gestation* sont peu nombreux. Ceux que nous venons d'indiquer en constituent au début le diagnostic ordinaire.

Au bout de quatre mois, ces signes acquièrent une valeur complète et confirment le premier diagnostic, si, en appliquant les deux mains sur le ventre de la femme, on sent les mouvements du fœtus. A l'aide du *stéthoscope* il est encore possible, vers cette époque, d'entendre les bruits du cœur fœtal.

*
* *

Les lois d'après lesquelles la construction du corps embryonnaire s'opère, sont encore presque entièrement enveloppées de ténèbres dit le Dr Budge.

La cavité dans laquelle est logé l'embryon est entièrement revêtue par l'enveloppe qui entoure l'embryon, savoir par le *chorion*; à la paroi postérieure de cette cavité le chorion est étroitement uni à la *caduque* et cette union forme le *placenta* qui se compose, en partie du chorion, en partie de la caduque.

Le *placenta* par sa face externe est uni à la muqueuse utérine. Il est constitué avec un tissu spongieux dans lequel circulent de nombreux vaisseaux capillaires, lesquels fournissent par endosmose, au fœtus, les matériaux nécessaires à sa nutrition.

Des deux parties qui composent l'œuf, savoir : l'enveloppe (*chorion*) et le contenu (*vitellus*) l'une sert à l'unir à l'utérus, tandis que l'autre, le contenu, fournit la matière nécessaire à la formation de l'embryon.

Le jaune ne se transforme pas tout entier en embryon, mais seulement en partie ; le reste donne naissance à la *vésicule germinative* appelée *ombilical*. Ainsi qu'il ressort de recherches faites sur les animaux, on ne peut reconnaître dans le jaune, peu de temps après la fécondation, nivésicule germinative, ni tache germinative. En effet, les granulations du jaune se pelotonnent en deux globules ; et ceux-ci se divisent et se subdivisent indéfiniment. On appelle cette marche divisionnaire le *processus par segmentation*

Si la segmentation est poussée assez loin pour qu'il y en ait de très nombreux globules, il naît de ces derniers de délicates cellules à noyau et nerclèdes. Ces cellules se serrent les unes contre les autres et forment une membrane qui, semblable à une vésicule, enferme le jaune fluidifié et confine intérieurement au chorion. On appelle cette vésicule *vésicule germinative*, il s'en détache une partie qui est la tache embryonnnaire et quelques-uns des organes qui l'environnent. Le moyen d'union entre l'embryon et le reste de la vésicule germinative, s'appelle *canal vi-l.llo intestinal*, et le reste la *vésicule ombilicale*. Tandis que le *chorion* enferme l'embryon, le canal intestinal et la vésicule ombilicale, — il se ferme aux dépens de l'embryon lui-même deux enveloppes, dont l'une est l'*amnios*, l'autre l'*allantoïde*, toutes les deux sont situées à la face interne du *chorion*, mais avec la différence que l'amnios reste facilement séparable, et que l'allantoïde se soude complètement avec le chorion.

On distingue une double circulation sanguine chez l'embryon. On appelle la première la *circulation de la vésicule ombilicale* et la seconde la *circulation de l'allantoïde* ou *circulation ombilicale*.

La circulation la plus importante se

fait par l'allantoïde. Quand, en effet, le canal intestinal de l'embryon s'est formé, il se produit à la partie du rectum ultérieur, une petite vésicule munie d'un pédicule. La vésicule s'appelle *allantoïde*, le pédicule *ouraque*. Les deux grandissent et, tant que les couvercles ventraux de l'embryon ne sont pas encore fermés, ils s'écartent du ventre de l'embryon et sont situés en dehors de cette cavité. L'allantoïde se soude peu à peu entièrement avec le chorion. Sur l'ouraque courent deux artères, les artères ombilicales ou allantoïdiennes.

Le sang fœtal, dans le placenta, reçoit des vaisseaux maternels de l'oxigène et du plasma sanguin par voie de diffusion.

L'embryon tout entier est enveloppé d'une membrane, l'*amnios*, et entre celle-ci et l'embrion se trouvent *les eaux* de l'*amnios*.

La quantité de cette eau n'excède jamais 5oo grammes. Elle sert à favoriser le développement du fœtus, en le préservant des chocs extérieurs

Le *cordon* ombilical est constitué :
1º par deux artères ombilicales qui s'entortillent de droite à gauche autour d'une seule veine ombilicale ; 2º par l'ouraque ; 3º par une masse de tissus, appelée gélatine de Warthon ; 4º par des vaisseaux lymphatiques. Ce cordon forme le trait d'union entre le placenta et l'embryon. Sa longueur est de 3o centim. environ.

On distingue dans le tégument fœtus (blasoderme) trois feuillets. On appelait autrefois le feuillet supérieur, *feuillet animal ou séreux* ; le feuillet moyen, *feuillet vasculaire* ; le feuillet inférieur, *feuillet végétatif* ou *muqueux*.

D'après de récentes recherches, on appelle le supérieur *sensoriel*, le moyen *germinatif moteur*, l'inférieur feuillet des *glandes intestinales*.

Ces diverses métamorphoses des membranes de l'œuf, s'accomplissent pendant le premier mois, et c'est alors seulement que le corps de l'embryon prend une forme distincte. Il mesure environ 1 cent. Les oreilles, les yeux et la bouche ne deviennent apparents que vers la fin du 2ᵉ mois, l'embryon a 3 cent.; suivant une marche progressive, à partir du 3ᵉ mois, il mesure 10 cent. et ses organes génitaux peuvent être distingués.

La mère ne commence à sentir le mouvement de l'être qu'elle porte dans son sein qu'au 4ᵉ mois : l'embryon devient alors le fœtus, il a 18 centimètres de long. Ses cheveux apparaissent. Au 5ᵉ mois le fœtus atteint 25 cent., au 6ᵉ mois sa longueur ne semble pas se modifier, mais il a presque le double du poids qu'il avait le mois précédent: si l'accouchement a lieu à cette époque, le fœtus n'est pas viable.

Au septième mois, le fœtus à 40 cent.; au 8ᵉ mois 45. Ses yeux peuvent percevoir les objets qui sont autour de lui: s'il est expulsé il réunit toutes les conditions nécessaires pour vivre, car ses organes fonctionnent comme ils fonctionneront un mois après, c'est-à-dire au 9ᵉ mois, terme normal de la gestation.

*
* *

L'accouchement (de *accubare*, se mettre au lit), est l'acte par lequel le *fœtus* et *ses annexes* sont expulsés au dehors.

Cette expulsion du fœtus a pour agents principaux la contraction des parois musculaires de la matrice, contractions toujours pénibles, et qui sont en grande partie causes des douleurs ressenties par l'accouchée.

Le col de la matrice commence à s'effacer dès le début de la grossesse, puis il diminue de consistance, à la fin du septième mois il subit une telle dilatation que le fœtus n'aura plus à redouter d'obstacles à son passage.

Souvent les quelques jours qui précèdent le travail sont marqués par des signes précurseurs, tels qu'un écoulement muqueux par la vulve, le gonflement des parties externes, des douleurs faibles et intermittentes, connues sous le nom de *mouches*, dans les lombes et dans l'abdomen.

C'est en ce moment que les douleurs sont les plus vives. Des contractions

énergiques se produisent afin de dilater
l'ouverture du col ; et à chacune de ces
contractions correspond un léger mouvement du fœtus vers le vagin.

Enfin, la poche des eaux s'étant rom-
pue, la tête du fœtus s'engage dans le
canal ; et après une série de nouvelles
contractions de la matrice et d'efforts
douloureux de la femme, la tête du fœtus
traverse la vulve, qu'il déchire quelquefois, et l'enfant, que le cordon ombilical
tient encore à sa mère, commence à faire
entendre ses premiers vagissements. Il
ne reste plus qu'à procéder au second
travail nommé *délivrance*. Ce travail
s'achève après de nouvelles contractions
utérines et le placenta se présente sous
l'aspect d'un gâteau brun et sangui-
nolent, entraînant à sa suite des membranes, des caillots de sang, etc.

Ceci est l'accouchement naturel. Il
s'en faut cependant que tous les accouchements se présentent d'une façon aussi
simple. Nous nous abstenons ici des détails que comportent les différents cas

d'accouchements, on les trouvera dans le volume de cette Collection qui traite de la Grossesse.

Lorsque l'enfant vient au monde, dit le docteur Richard, il a besoin de secours ; au moment où la tête franchit la vulve, la face est ordinairement tournée en bas, de sorte que la bouche peut être appliquée contre la cuisse de la mère et l'asphyxie en être la suite. Plus rarement ce sont des mucosités qui remplissent la bouche ; il faut alors introduire le doigt et dégager cette cavité.

Bien des mères dénaturées négligent, par ignorance ou avec intention, d'entourer leurs nouveaux-nés des soins que nous venons d'indiquer : elles commettent ainsi de véritables infanticides.

* *
*

L'avortement est l'expulsion du fruit de la conception avant qu'il soit viable.

L'avortement peut être naturel ou provoqué.

Les causes de l'avortement peuvent

venir du côté du père aussi bien que du côté de la mère.

La syphilis, l'alcoolisme, certaines affections chroniques du côté du père, les mêmes affections jointes aux maladies de la matrice, aux chutes, aux vives commotions morales et physiques, du côté de la femme, sans oublier les abus du coït, sont les causes les plus fréquentes d'avortement.

Dans les premiers mois de la grossesse l'expulsion de l'embryon a lieu en masse; à partir du troisième mois, la fausse couche se fait en deux temps comme l'accouchement normal.

Nous ferons remarquer, à l'encontre de la croyance populaire, que le fœtus mort peut demeurer dans la matrice sans porter aucune atteinte grave à la santé de la mère.

L'*avortement* est dit provoqué, lorsqu'à l'aide d'instruments ou de médicaments, on amène l'expulsion de l'embryon ou du fœtus avant le terme.

A l'exception des cas pathologiques

qui exigent cette opération, l'avortement provoqué dans un but criminel tombe sous l'application de l'article 317 du Code pénal, ainsi conçu :

« Quiconque, par aliments, breuvages médicaments, violences, ou par tout autre moyen, aura procuré l'avortement d'une femme enceinte, soit qu'elle y ait consenti où non, sera puni de la réclusion.

La même peine sera prononcée contre la femme qui se sera procuré l'avortement à elle-même ou qui aura consenti à faire usage des moyens à elle indiqués ou administrés à cet effet, si l'avortement s'en est suivi.

Les médecins, chirurgiens et autres officiers de santé, ainsi que les pharmaciens qui auront indiqué ou administré ces moyens, seront condamnés à la peine des travaux forcés à temps, dans le cas où l'avortement aurait eu lieu. »

Les malheureuses, qui n'ont pas honte de recourir à ce crime pour se débarrasser de leur progéniture, ne doivent pas perdre de vue que toutes les prétendues herbes dont on leur conseille l'emploi afin de *faire couler leur enfant* ne sont efficaces qu'en s'empoisonnant elles mêmes. Les opérations qui se pratiquent dans ce but par des sages-femmes et des médecins, ne sont pas moins inoffensives. Ces opérations sont assurément d'une simplicité extrême, mais les hémorrhagies utérines auxquelles elles donnent constamment naissance, sont en revanche d'une gravité exceptionnelle.

« Nous en connaissons, dit Tardieu, les préliminaires. D'abord la femme doute encore de sa grossesse ; puis elle espère, à l'aide de violents exercices ou de marches forcées, déterminer un avortement clandestin ; puis des signes certains se manifestent ; elle va trouver la sage-femme ou l'homme de l'art, indigne de ce titre, qui doit la « débarrasser. » Quelquefois son parti est pris, et un marché est conclu ; elle sait, ou à peu près, ce qui doit se passer. Mais le plus souvent on ne s'explique qu'en termes vagues : on lui promet de « décrocher » ou de « faire couler » son enfant. S'étant déjà plusieurs fois soumise au toucher, elle peut croire qu'il ne s'agit encore que de la « toucher », lorsque le doigt introduit dans ses parties sexuelles, y dirige l'instrument et accomplit le crime. »

. Hélas ! il est triste de devoir l'avouer, dans nos grandes villes, cette industrie criminelle est largement pratiquée, et la Justice est souvent impuissante à en atteindre les affreux exploiteurs.

APPENDICE

LE JOUR DU MARIAGE ET LE VOYAGE
DE NOCES

Le jour du mariage est un des jours les plus solennels de la vie, aussi n'en est-il point qui soit fêté avec autant d'entrain et de plaisir. Nous serons certes des derniers à critiquer ces joyeuses expansions, si bien justifiées, mais à une condition, c'est qu'elles ne dépassent pas une limite raisonnable et ne finissent pas par des excès aussi nuisibles que blâmables. Les nouveaux mariés surtout doivent se surveiller particulièrement, car ce premier jour doit *finir* aussi bien qu'il a commencé; or, cette bonne fin n'existera pas s'ils se laissent aller à des excès quelconques.

Et, tout d'abord, ils auront soin de manger et de boire modérément : il ne faut pas qu'ils surchargent leur estomac et s'exposent à une indigestion. Ils se garderont également d'une fatigue trop grande, soit en se promenant une trop grande partie de la soirée, sous prétexte d'aller se faire voir chez les amis et chez les amis des amis, soit en dansant trop longtemps.

Qu'ils n'oublient pas que, pour eux, la meilleure jouissance ne vient qu'à la fin... quand les parents et les invités se seront retirés. S'ils arrivent dans la chambre nuptiale indisposés ou fatigués, ils risquent fort d'avoir un besoin plus grand de sommeil que des ivresses d'une nuit d'amour. Bien plus, s'ils veulent quand même, malgré leur état, consommer le mariage, ils s'exposent à le faire déplorablement sous tous les rapports, mais spécialement sous celui de l'hygiène. En effet, la copulation pratiquée dans des conditions aussi anormales peut entraîner, pour les jeunes époux, une affection des organes génitaux, comme elle peut, — en cas de réussite du coït, — être extrêmement funeste pour le jeune être qui serait le fruit d'un pareil rapprochement. Ce danger existe toujours, il est vrai, lorsque la copulation a lieu à un moment aussi peu propice; mais combien ce danger n'est-il pas plus grand et plus certain quand il s'agit d'un rapprochement sexuel de jeunes époux novices ! Nous insistons spécialement sur ce point d'une gravité incontestable, qu'on ne peut guère négliger impunément.

En résumé, il est indispensable que les nouveaux mariés soient frais et dispos, la nuit venue, s'ils veulent remplir convenablement, pour la première fois, les devoirs du mariage. A cette condition, ils pourront jouir de la plénitude de ces premières extases, de ces premiers enivrements de l'amour auquel rien n'est comparable et qui valent largement qu'on leur sacrifie quelque chose...

***

Ce qui précède peut s'appliquer, en grande partie, à la déplorable habitude des voyages de noces. Au lieu de passer le jour du mariage en famille et de passer la première nuit dans la chambre qu'on s'est complu à l'avance à rendre agréable, on jette la poétique couronne d'oranger dans un carton ou un tiroir, pour se coiffer rapidement d'un prosaïque chapeau et s'en aller prendre le premier train en partance qui vous mène dans une ville, la plupart du temps inconnue, où vous ne rencontrez que des visages étrangers. En vérité, quelle chose absurde ! Abandonner le nid qu'on s'est amoureusement préparé, qu'on s'est fait un bonheur d'orner de souvenirs de jeunesse et de cadeaux d'amis, où tout parle à l'âme et même aux sens, abandonner ce sanctuaire charmant pour la froide chambre d'hôtel où l'on entre tout dépaysé et même avec une impression de méfiance ! Et cela pour obéir au préjugé, *pour faire comme les autres !*

Déjà, dans les classes élevées, le voyage de noces n'existe plus qu'à l'état d'exception. Les nouveaux mariés s'en vont le jour du mariage, dans un château de la famille et y restent tout le temps de leur *lune de miel*. Quel plus beau cadre pour de jeunes amours que celui-là ! Je sais bien qu'il n'est pas donné à tout le monde de commencer la vie de ménage aussi idylliquement, mais enfin, ce qui est à la portée de tous, c'est de rester chez soi, de se contenter d'un voyage *amoureux* autour de la chambre, dont on ne peut certes pas, à ce moment-là contester les agréments, ni même les surprises ravissantes... En suivant ce sage conseil, on ne s'exposera pas à de fortes dépenses qu'on est bien disposé à regretter après ; on ne s'exposera pas davantage à ramener chez soi une jeune femme que la vie nouvelle et les fatigues du voyage auront exténuée et chez laquelle un commencement de grossesse peut amener des troubles organiques assez graves.

On se demande souvent à quelle raison attribuer le grand nombre de fausses couches et de mort-nés qui caractérise la première grossesse des jeunes mariées. Cette raison, ne faut-il pas la cherche

dans la conception anormalement faite
pendant un voyage de noces, toujours
fatigant, parfois même émouvant ! Pour
quant à nous, nous n'en doutons pas.

UN MOT

SUR LE DIVORCE ET LE VEUVAGE

Parmi les questions qui agitent notre époque, le divorce figure au premier rang. Son importance morale, sociale et médicale est des plus considérables. Dans ces dernières années, à l'occasion du rétablissement légal du divorce en France, ce problème si complexe a été l'objet de polémiques aussi intéressantes que nombreuses. Les limites étroites du cadre de cet ouvrage nous astreignent à un examen très sommaire de la question.

D'après nous, le divorce est certes regrettable, c'est un mal, mais dans l'état actuel des mœurs, c'est un *mal nécessaire*. Mieux vaut rendre la liberté à des époux définitivement désunis que de les condamner au supplice d'une communauté insupportable et exécrée, qui, la plupart du temps, est la raison, la source de désordres dont la chronique scandaleuse ne signale que trop souvent les éclats et les funestes conséquences.

La *séparation de corps* n'est pas un

remède suffisant car à une situation extrême il faut un remède équivalent. Suf-
firait-il d'isoler le doigt de la main qui
serait atteint de gangrène? Non, il faudrait le couper totalement.

Le divorce, en rendant la liberté aux
époux malheureux, a des avantages sur
lesquels nous attirons aussitôt l'attention. Nous voulons parler d'abord de la
mortalité excessive à laquelle les époux
malheureux ou séparés, sont sujets Cette
mortalité dépasse celle des veufs qui est
déjà plus considérable que celle des célibataires, laquelle, à son tour, est plus
accentuée que celle des mariés, bien
entendu en tenant compte des proportions d'âge.

D'autre part, — et ceci peut nous surprendre, quoique ce soit absolument
prouvé, — les divorcés des deux sexes
ne rompent, en général, le lien conjugal
que pour convoler à nouveau dans des
conditions qui doivent être meilleures,
puisque l'âge, l'expérience et l'absence

de toute influence funeste, leur permettent de le faire à bon escient.

Or, l'excellence de l'état de mariage
étant établie, il s'ensuit que tous ceux
— les exceptions sont rares — qui auront renoué ainsi les liens conjugaux
auront amélioré leur état individuel et
se seront soustraits, par là même, à une
situation qui, comme nous le disions plus
haut, entraîne une mortalité déplorable,
comme aussi à des causes variées de
criminalité. Il est en effet établi par la
statistique que les gens mariés ont moins
de tendance que les autres, tant au sui-
cide qu'à l'aliénation mentale, à l'assas-
sinat, au vol, etc.

En résumé, le divorce n'aurait-il que
les avantages que nous venons de voir,
que ce serait déjà assez pour l'établir,
tout en reconnaissant qu'il entraîne fatalement certains inconvénients et particulièrement au point de vue des enfants.

* *

Nous avons vu plus haut que la mortalité des veufs est plus considérable que celle des célibataires laquelle est déjà plus forte que celle des gens mariés. Sous le rapport de la criminalité les proportions changent un peu car les célibataires y ont plus de tendance que les veufs.

A première vue, et en se basant uniquement sur le mal que l'on dit généralement du mariage, on est disposé à croire, que les veufs ne sont guère tentés de se remarier. Or, la statistique établit de la façon la plus préremptoire « que si l'on considère aux mêmes âges les célibataires et les veufs — c'est-à-dire ceux qui connaissent le mariage pour en avoir tâté, et ceux qui ne le connaissent que de réputation, — on trouve que les veufs se marient dans des proportions inouïes, absolument inconnues aux célibataires. » Ainsi pour ne citer qu'un exemple, calculé sur la statistique des Pays-Bas « à l'âge ou l'on se marie le plus, c'est-à-dire de 25 à 35 ans, les célibataires se marient dans la proportion de 100 à 112 pour 1,000 vivants ; or la proportion des veufs est de 327 à 356 pour 1,000, donc *trois fois* celle des premiers »,

Ces différences déjà grandes sont encore plus accentuées aux autres âges « et l'on voit, à partir de 40 ans, les veufs se marier *quatre fois* plus que les garçons du même âge. Pour eux, le mariage n'est pas seulement l'affaire de l'amour et du hasard, il semble que ce soit un véritable besoin ».

Et qu'on ne pense pas que le pays que nous venons de citer soit une exception, car des résultats identiques « se retrouvent en France, à Paris pris en particulier, en Suède, en Norvège, en Italie, en Angleterre et surtout en Suisse et en Belgique. Dans ce dernier pays ce phénomène est le plus accentué car sur *deux* jeunes veufs, il y a en moyenne un qui se marie dans l'année.

Ces faits incontestables sont un éclatant hommage à l'excellence du mariage et prouvent que les liens conjugaux, loin de donner des regrets aux hommes qui s'y sont engagés, leur créent des habitudes dont ils souffrent ensuite de se défaire.

Il est à remarquer que les femmes veuves ne se remarient pas dans les mêmes proportions que les hommes, peut-être parce que le mariage ne leur assure pas les mêmes avantages qu'aux hommes.

Le veuvage est surtout préjudiciable aux jeunes hommes, car il double leur mortalité, aussi la nuptialité des jeunes veufs est énorme, comparée à celle des célibataires du même âge (1).

En résumé « défions-nous donc des gens mariés qui nous disent mal de mort du mariage et des contraintes qu'il

(1) Les données de ce chapitre ont été empruntées à l'excellent petit livre du Dr J. Bertillon, intitulé *La Statistique humaine de la France*.

impose. Ce sont des ingrats : car le mariage paraît prolonger l'existence , en même temps qu'il la rend plus régulière, plus saine et moins exposée à des dangers de toutes sortes. Ils ont tort surtout parce que, dès que le mariage vient à leur manquer ils se hâtent d'en contracter un autre. »

PETITE
COLLECTION VERTE

ETHNOGRAPHIE
PHYSIOLOGIE — ANATOMIE
MÉDECINE
HYGIÈNE GÉNÉRALE ET SPÉCIALE
ÉCONOMIE DOMESTIQUE
ART CULINAIRE, ARTS D'AGRÉMENTS,
ETC., ETC.

60 CENTIMES
(*Franco par la poste : 75 c.*)
le volume in-18 carré
de 180 pages environ.

PARIS
OFFICE DE LIBRAIRIE
7, RUE DE CONDÉ, 7
—
1885

PROSPECTUS.

Un savant professeur de la Faculté de
médecine de Paris M. Ch. Daremberg,
écrivait il y a vingt ans environ, dans son
Histoire de la médecine : « Je ne crois pas
qu'il y ait nécessité ou utilité à tenir la
médecine dans un sanctuaire, à l'enve-
lopper de mystères, je ne crois pas non
plus qu'il soit impossible d'initier le public à quelques-uns des secrets de l'anatomie, de la physiologie et de la pathologie, puisqu'on a pu l'intéresser aux mer-
veilles de la physique et de la chimie, de
l'astronomie et de l'histoire naturelle. »
Depuis, ces idées de l'éminent publi-
ciste ont reçu des applications nombreuses au moyen de livres, de revues et
même de journaux exclusivement con-
sacrés à la vulgarisation des sciences
médicales. Le public n'est pas resté indifférent à ce mouvement, mais au contraire il n'a cessé de le favoriser et aujourd'hui *tous ceux qui lisent* apprécient
la nécessité et l'intérêt de ces connais-

sances scientifiques si longtemps réservées aux seuls savants.

On ne peut certes qu'applaudir à ces résultats, dont l'influence moralisatrice saute au yeux. En effet, quel meilleur moyen de combattre particulièrement ces maladies qui dépendent de la volonté de l'homme que de lui en montrer les horreurs et les lamentables conséquences ! Et d'autre part, quel avantage pour tout le monde indistinctement que de connaître l'admirable mécanisme de nos organes et l'ensemble de leurs fonctions.

Ces considérations nous engagent à publier à un prix très réduit une Collection de petits ouvrages scientifiques, embrassant non seulement les branches de la science et de l'art de guérir mais encore celles des sciences naturelles aux notions desquelles on est, de nos jours, pour ainsi dire forcé d'être initié. Rédigés avec clarté et méthode, ces volumes familiariseront les gens du monde avec les découvertes de la science moderne, sans toutefois brouiller leur esprit avec cet inutile amalgame de termes spéciaux qui n'apprennent rien et qu'il serait impossible de retenir.

Ce que nous pensons et voulons faire c'est une œuvre utile dont le but immédiat sera de combattre cette longue chaîne d'erreurs et de préjugés populaires dont les conséquences sont souvent si funestes tant pour la société que pour les familles et les individus.

PETITE COLLECTION VERTE

Dr E. DUPOUY. *Guide médical de la femme*. Nouvelle édition remaniée par l'auteur. 1 vol.

— *Les maladies mentales*. 1 vol.

— *Les phénomènes du magnétisme et de l'hypnotisme*. 1 vol.

— *Guide pratique des maladies de l'enfance*. 1 vol.

— *Guide des maladies du système nerveux*. 1 vol.

— *Manuel d'initiation au spiritisme et à ses mystères*. 1 vol.

D^r X ANDRÉ. *Petite Hygiène de l'homme du monde*. 1 vol.

— *Petite Hygiène de la femme du monde*. 1 vol.

— *L'Art de vivre cent ans*, précédé d'une notice sur les *Centenaires célèbres*. 1 vol.

A. LAPORTE. *Manuel pratique de phrénologie*, d'après les meilleurs auteurs, avec figures. 1 vol.

TABLE DES MATIÈRES

—

IMP. CHARLES SCHLAEBER, 257, RUE SAINT-HONORÉ.